RECHERCHES

SUR

LES ALIÉNÉS

PAR

LE DOCTEUR GERARD MARCHANT,

Ex-premier Élève interne de la maison Royale de Santé de Charenton,
Médecin adjoint, Préposé responsable de l'asile des Aliénés
de la Grave, Membre correspondant de la Société
Royale de Médecine de Lisbonne.

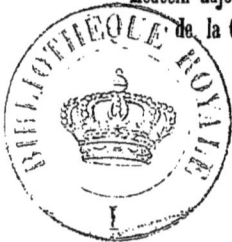

TOULOUSE,

TYPOGRAPHIE DE BONNAL ET GIBRAC,

Rue Saint–Rome, 46.

1845.

AVANT-PROPOS.

Je me décide à reproduire, sous forme de brochure, la série d'articles sur les aliénés que j'ai déjà publiés dans le *Journal de Toulouse*.

Comme la classe des lecteurs auxquels je m'adressais ne m'a pas permis d'aborder les questions médico-psychologiques qui se rattachent aux divers sujets que j'ai traités, je crois devoir esquisser le plan du système psychologique qui me paraît rigoureusement déduit de l'observation de l'homme aliéné.

Ce système, je le sais mieux que personne, n'offre rien de neuf ni d'original. En le formulant, je n'ai eu d'autre prétention que de déterminer philosophiquement les prémisses dont chacun pourra rechercher la justesse et les conséquences dans les phénomènes de la folie; et enfin de répéter cette vérité, c'est-à-dire, que l'histoire de l'entendement humain ne sera que spéculation et théorie, tant qu'on ne pénétrera pas dans l'intelligence par ses désordres, qu'on ne l'analysera et la recomposera pas dans son ensemble avec ses débris et ses restes, tels qu'on les rencontre chez les aliénés.

Placé de fort bonne heure dans les conditions les plus favorables pour étudier les misères de l'intelligence humaine, dirigé dans mes études par des maîtres aussi habiles que dévoués, je n'ai jamais pu faire concorder les notions qu'elles me fournissaient avec celles que je puisais dans la lecture de la métaphysique des écoles. C'est en procédant au rebours des vieilles méthodes, en débutant par l'observation de tout ce que l'entendement humain témoigne de faiblesses et d'infirmités, qu'il m'a été possible de comprendre des vérités d'un ordre supérieur et d'un intérêt également majeur pour la métaphysique, la morale et la politique. Aussi, suis-je fermement convaincu que si les philosophes eussent adopté cette méthode, qu'ils n'eussent pas approfondi d'une manière exclusive ce que l'intelligence présente de plus élevé, ils auraient mieux apprécié sa nature et ses pouvoirs, et loin de la dépeindre, ainsi qu'ils l'ont fait, fière et toujours libre, ils l'auraient vue telle que l'observation de chaque instant la signale, fragile et très-souvent subordonnée.

Quelque système que l'on adopte entre l'opposition déjà vieille, mais toujours acharnée du spiritualisme et du matérialisme, on ne peut méconnaître la puissance propre des organes. Cette puissance aura, pour les spiritualistes, des limites au-delà desquelles un principe nouveau prendra sa place; elle sera absolue pour les matérialistes. A ces différences près, tous devront admettre les organes comme des conditions indispensables aux brillantes opérations de l'ame et de l'intelligence humaines.

Tout le monde est d'accord pour placer dans le

cerveau, le siége de nos instincts conservateurs, de nos penchants bruts, de nos sentiments moraux, de nos pouvoirs intellectuels et de nos facultés de perception. Mais en dehors du cerveau, sur plusieurs points de l'économie, existent des organes qui primitivement subordonnés, réagissent à leur tour sur le cerveau et exercent une influence incontestable sur l'activité variable de ces instincts conservateurs, de ces penchants bruts, de ces sentiments moraux, de ces pouvoirs intellectuels et de ces facultés de perception. C'est à l'ensemble de ces organes, que l'on doit rapporter ce que l'on nomme *moral*, *naturel*, *manière d'être et de penser*. Que la perfection et l'harmonie de ces organes soient un instant altérées, que l'un d'eux devienne malade ou qu'il acquière une prédominance d'activité, aussitôt les instincts de l'homme, ses sentiments, ses passions, son intelligence elle-même ressentiront l'influence des modifications survenues dans l'organisme. En un mot, l'homme moral est subordonné à l'homme physique.

La plupart des philosophes considèrent la volonté comme ce qu'il y a de purement humain dans l'homme; tous lui accordent un rang supérieur dans la hiérarchie des manifestations de l'ame. Mais cette volonté puise ses éléments de détermination dans nos affections, dans nos instincts et nos penchants, que nous avons vus dépendre des organes, sans lesquels ils ne sauraient exister. Or, ces organes étant sujets à des altérations, à des maladies qui entraînent des modifications dans leurs fonctions, il s'ensuit que la volonté ne peut être absolue et qu'elle doit se trouver dans un rapport nécessaire avec les principes auxquels elle puise son activité. Aussi, toute appréciation de nos actes et de là détermination de nos facultés serait-elle fausse, si on négligeait de tenir autant de compte du sentiment que de l'idée, de la passion que du jugement. C'est donc, uniquement, sur une psychologie constituée, en ayant égard à la puissance propre de nos organes, que la morale pourra baser ses principes; la société, ses institutions; la justice, ses décrets.

Mais, si nous voyons l'esprit entravé ou activé dans ses manifestations par certaines conditions de la matière, à son tour, il a la puissance de réagir contre elles et même de les modifier. Personne mieux qu'un médecin aliéniste n'est convaincu de cette vérité, car c'est en elle qu'il fonde une de ses médications les plus puissantes, le traitement moral.

En résumé, tout ce que nous savons c'est que l'esprit et les organes ne peuvent aller l'un sans l'autre; et cette corrélation entr'eux, on la retrouve dans toute l'échelle des âges, des sexes et des états divers de la santé. Comparez entr'elles les constitutions intellectuelles et morales de l'enfant, de l'adulte et du vieillard, de l'homme et de la femme, de la femme aux époques de puberté, de conception, de grossesse et à son âge de retour; vous serez toujours forcés de rattacher les innombrables et saillantes différences qui les caractérisent à des différences dans l'organisation physique. Les mêmes différences, parallèles du corps et de la pensée, vous les signalerez encore dans toutes les dégradations de l'intelligence, dans tous les degrés, entre le génie et l'imbécillité, entre la raison la plus droite et celle dont les désordres sont irréparables; et si maintenant, après avoir ainsi étudié l'homme, vous voulez l'envisager selon les races auxquelles il appartient; si vous comparez les Européens, éminemment perfectibles, intelligents et actifs, à ces peuplades d'hommes stationnaires, imparfaits, chez lesquels l'instinct de la brute semble remplacer la raison humaine, que trouverez-vous qui puisse vous expliquer les différences considérables qui les séparent? Toujours des différences dans l'organisme, différences constamment parallèles avec l'état d'intelligence, de raison et de perfectibilité de ces races!

Tel est le cadre des recherches à faire pour connaître et comprendre l'homme. Or quelle science peut le plus concourir avec l'observation directe à faciliter ces recherches, si ce n'est la science de l'homme aliéné. La physiologie qui a pour objet, ainsi que tout le monde le sait, l'étude des fonctions des organes doit ses vérités les mieux établies à l'observation simultanée des organes à l'état de santé et des organes à l'état de maladie. Ces deux genres d'observation ont l'avantage de s'aider réciproquement et de fournir de nombreux moyens de contrôle.

Pourquoi la psychologie, qui est dans l'ordre spirituel ce qu'est la physiologie dans l'ordre physique, ne retirerait-elle pas les mêmes avantages de cette méthode? Il est fâcheux que les psychologistes persévèrent à négliger cette voie qui pourrait être féconde en vérités. Quoi qu'il en soit, il n'est pas raisonnable d'admettre comme certaine la science telle qu'ils l'ont faite, circonscrite à une seule donnée du problème. Croire qu'on connaît la psychologie de l'homme lorsqu'elle n'est basée que sur l'observation de la personnalité d'un sexe, d'un adulte, le plus souvent même de celle d'un philosophe, ne serait pas moins insensé que de prétendre connaître la physiologie, lorsqu'on ne l'aurait envisagée que sous ce simple point de vue. Tous les médecins conviendront avec moi que la physiologie ne serait pas aussi avancée qu'elle l'est, si on s'était borné à l'étudier dans un sexe et dans l'âge adulte, et qu'on eût en outre négligé de contrôler les résultats de cette étude par l'observation des organes en souffrance.

Mes lecteurs auraient tort d'interpréter ce qui précède dans un sens purement matérialiste. Voué par état au soin de la matière, je n'ai voulu, je n'ai dû parler que de ce que m'apprennent mes sens sur son intervention dans les opérations de l'esprit, sans me préoccuper de la nature de cet esprit. En cela, je crois d'autant moins m'écarter des règles de la logique, qu'isolée de la matière l'âme n'a plus le pouvoir de se manifester, et que m'occupant de ses manifestations je devais la considérer dans ses rapports nécessaires avec l'homme physique.

D'ailleurs, cette manière d'envisager la psychologie humaine est d'autant plus compatible avec nos croyances religieuses, qu'un philosophe chrétien, M. de Bonald, a défini l'homme : « *Une intelligence servie par des organes.* » Or, si l'on accepte cette définition, on sera forcé d'admettre que cette intelligence ne saurait être également servie par des organes imparfaits ou malades, par des organes complets ou en santé. En outre, si l'on persistait à n'envisager l'âme qu'isolément, que dirait-on en présence des désordres qui caractérisent la folie ?

L'ame, être immatériel, par conséquent simple, ne peut-être malade, ce serait la nier que de ne pas rapporter ses désordres à une combinaison particulière de la matière. Or, ce que l'on adopte pour l'état de maladie, peut-on ne pas l'adopter pour l'état de santé?

Mais, si ce fait de la corrélation de la matière et des opérations de l'ame est aussi absolu que je viens de le dire; s'il est vrai que l'homme physique fait l'homme moral, que devient le libre arbitre? Le libre arbitre est incontestable ; le nier, serait méconnaître la nature de l'homme et le rang suprême qu'il occupe dans l'échelle des êtres. Mais au lieu de le voir tel qu'on l'a supposé, absolu, toujours libre, comme son nom le dit assez, il me paraît aussi fragile que les organes où il puise ses éléments de détermination.

Ainsi, l'homme jouit du libre arbitre, mais dans des limites qui lui sont tracées par l'état de ses organes. Cette proposition qu'il me serait facile de développer, nous conduirait directement au fatalisme, si nous ignorions que, de même que les organes sont accessibles à l'influence de l'hygiène et de l'éducation, de même le libre arbitre est susceptible de se perfectionner.

Priver les organes du principe de leur énergie, c'est atténuer les passions. Cette pensée, émise par Pythagore, résume à elle seule les effets et le but de l'hygiène morale. Et certes, ce n'est pas un des moindres bienfaits de la religion chrétienne, si éminemment sociale, que d'avoir converti en préceptes toutes les conséquences de cette vérité.

Quant à l'éducation, est-il nécessaire de démontrer quel rôle immense elle joue dans la nature du moral de l'homme. Je crois l'influence de l'éducation si active, si puissante, qu'elle me paraît avoir une part égale à celle des organes, dans ce que l'on nomme l'*hérédité morale*. S'il est incontestable et rationnel de rapporter les ressemblances morales des parents aux enfants, à leurs ressemblances physiques, il est également incontestable que les exemples et les leçons des parents contribuent puissamment à modifier le moral des enfants et à les habituer à la pratique des vertus ou des vices qu'ils auraient méconnus s'ils eussent été entourés de circonstances différentes.

Ici se termine mon avant-propos. Les doctrines qu'il renferme seront comprises et acceptées, je l'espère, par tous mes confrères. Présentées à des lecteurs autres que des médecins, elles auraient nécessité des développements considérables. Mais alors, c'eût été un livre que j'aurais dû écrire. Ce livre, peut-être, me sera-t-il un jour permis de l'entreprendre. Quoi qu'il en soit, je proteste contre toute interprétation ayant pour conséquences de saper des croyances religieuses ou morales. Convaincu avec Descartes que, *s'il est quelques moyens de rendre l'homme meilleur, c'est dans la médecine qu'il faut les chercher*, j'ai eu pour but unique de démontrer la justesse de cette pensée, et de convaincre que l'étude de l'homme aliéné peut contribuer par ses utiles enseignements aux progrès de la morale et à la perfection de nos institutions sociales.

G. M.

Toulouse, le 1er mars 1845.

ALIÉNÉS.

ESQUISSE HISTORIQUE.

Je ne connais pas de spectacle plus triste, plus décourageant, ni plus digne, d'ailleurs, d'exciter l'intérêt et la compassion que celui d'un asile d'aliénés. A la vue de ce rassemblement de malades, le cœur se serre, et l'on songe qu'avec les plus brillantes apparences de santé on est peut-être soi-même à la veille de tomber dans cet état de dégradation morale qui choisit ses victimes dans tous les âges de la vie, dans tous les rangs de la société, dans toutes les conditions de la fortune. Chaque pas que vous faites vous révèle une misère. Une malpropreté qui brave les soins les plus infatigables, des cris et des rires affreux, des hurlements que ne provoque aucune souffrance apparente, des contorsions ridicules, des propos absurdes, des gestes indécents, des costumes bizarres viennent affliger vos sens et votre ame.

La question des aliénés a dû se présenter de tout temps, mais l'attention qu'elle mérite ne lui a été portée qu'à une époque assez rapprochée de nous. Tandis qu'au commencement de ce siècle, la société refusait de reconnaître dans ces infortunés que la raison abandonne, l'homme, le citoyen qu'elle devait secourir et protéger ; tandis que dans son ignorance et son effroi, elle les confondait dans les prisons avec les plus vils infracteurs des lois, ou les reléguait dans les parties les plus reculées de ses hospices ; aujourd'hui, elle veille sur eux avec une active sollicitude ; elle leur ouvre partout des asiles spéciaux où la charité publique et l'intervention du gouvernement leur assurent les soins et la protection que réclame la plus redoutable des misères humaines.

L'abandon si déplorable et si prolongé des aliénés ne peut être attribué qu'à la nature même de leur maladie et aux opinions philosophiques qui régissaient la société aux époques antérieures à la révolution française. Entraînés très-souvent à des actes de violence qui leur donnaient toutes les apparences de la criminalité, les fous subissaient les conséquences des principes sociaux, en vertu desquels on cherchait plus, alors, à se débarrasser des coupables, qu'à les punir ou à les amender.

Ce ne fut, en effet, que vers la fin du XVIIIe siècle qu'une grande impulsion aux idées philanthropiques et aux sentiments d'humanité envers cette classe de malades fut donnée par Howard en Angleterre, par Daquin en Suisse, par Colombier, Ténou, Larochefoucaud en France. Mais, il était réservé à un médecin du midi de formuler les besoins des aliénés et d'ériger en principes pratiques les idées théoriques de ses devanciers. Pinel, en 1792, osa le premier délivrer de leurs chaînes les fous de Bicètre, jusques là indomptables et furieux. Plus tard, un de nos compatriotes, Esquirol, consacra sa vie à répandre et à féconder les doctrines bienfaisantes de son illustre maître Pinel, et grâce à son active philanthropie, la dignité humaine fut réhabilitée dans la personne des insensés, en même temps qu'un traitement paternel remplaçait le régime de la force, de la violence et de la barbarie.

Honneur donc à la mémoire de Pinel et d'Esquirol ! qu'elle soit en vénération parmi les amis des aliénés ; qu'elle leur inspire des sentiments et des efforts dignes de leurs travaux et de la noble cause qu'ils ont si courageusement servie.

Toutes les réformes sont lentes à réaliser, lors même qu'on en sent généralement l'opportunité. Celles que commandaient les nouveaux principes de la médecine furent longues et difficiles à établir. A l'incrédulité décourageante que provoquent toutes les nouveautés s'élevant au-dessus des idées communes, aux préjugés si enracinés que tout le monde partageait sur l'état des aliénés, venaient s'ajouter des difficultés non moins grandes provenant de la nécessité de dépenses, souvent impossibles, toujours considérables. Aussi les trois principaux établissements de Paris, Bicêtre, la Salpétrière, Charenton, furent-ils à peu près les seuls où les malades purent jouir des bienfaits que les doctrines de Pinel avaient consacrés. Les grandes villes de France restèrent long-temps indifférentes au sort des aliénés, et c'est à peine depuis la création d'un inspecteur-général, en 1835, qu'ils sont soumis dans tous les asiles de France à un régime plus conforme aux enseignements de la médecine et aux préceptes de la charité.

Esquirol devint l'apôtre des idées nouvelles sur les besoins des aliénés. A ses frais, il parcourut toutes les villes de France, pour les visiter dans les prisons et dans les établissements qui leur étaient affectés. Partout, sa voix généreuse et ses sentiments d'humanité provoquèrent des réformes favorables. En 1818, il présentait un mémoire à M. le ministre de l'intérieur, dans le double but de lui dénoncer l'état déplorable des aliénés en province et de lui signaler les meilleures dispositions à prendre pour adoucir leur sort. Ce mémoire exerça une grande influence sur la destinée des insensés, et les propositions qu'il renferme serviront plus tard de base à la rédaction de la loi qui les régit aujourd'hui.

Malgré ce qui précède, le lecteur ne pourrait pas apprécier toute l'importance des réformes introduites dans le régime des aliénés, et c'est pour le mettre à même de le faire, que je crois convenable de transcrire, ici, quelques extraits du mémoire d'Esquirol.

Je les ai vus, écrit-il, nus, couverts de haillons, n'ayant que la paille pour se garantir de la froide humidité du pavé sur lequel ils sont étendus. Je les ai vus grossièrement nourris, privés d'air pour respirer, d'eau pour étancher leur soif et des choses nécessaires à la vie. Je les ai vus livrés à de véritables geoliers, abandonnés à leur brutale surveillance. Je les ai vus dans des réduits étroits, sales, infects, sans air, sans lumière, enchaînés dans des antres où l'on craindrait de renfermer les bêtes féroces que le luxe des gouvernements entretient à grands frais dans les capitales.

Les aliénés de Toulouse n'étaient pas traités avec plus d'humanité que ceux des autres villes de France. On lit dans le même mémoire que : *Dans une salle d'environ vingt lits, qui est sous les toits, on a suspendu aux murailles et au-dessus de chaque lit, une chaîne qui porte une ceinture de fer ; les aliénés en montant dans*

leur lit secouent ces chaines qui vont les accabler pendant la nuit...
et plus loin : *de temps immémorial les médecins de l'Hôtel-Dieu visitaient tous les mois les indigents de l'hôpital général ; jamais ils n'allaient dans les quartiers de force où les fous étaient enchaînés.*

Dans un autre mémoire, Esquirol nous apprend *qu'il y avait à Toulouse, comme dans presque tous les hôpitaux généraux de France, un quartier de force où les épileptiques, les aliénés des deux sexes, les mauvais sujets, les condamnés étaient enfermés ; les aliénés furieux, les condamnés habitaient dans des cachots, sur des lits bâtis en maçonnerie sur lesquels ils étaient enchaînés.*

Je n'ai pas besoin de rappeler aux habitants de Toulouse, qu'à une époque très-rapprochée de la nôtre, ces malades étaient livrés en spectacle à la curiosité publique et qu'ils servaient à l'indécent amusement des visiteurs ou d'une jeunesse frivole. On allait visiter, alors, les aliénés dans leurs cachots, comme à Paris on visite la fosse aux ours du Jardin des Plantes. Pour ceux qui ont été témoins de ce triste spectacle, la comparaison paraîtra d'autant plus naturelle, qu'aux aliénés, comme aux ours du Jardin des Plantes, on lançait des aliments attachés à une corde qu'on s'empressait de retirer à soi aussitôt que ces malheureux avançaient leurs mains pour s'en emparer. Faut-il ajouter que les jours de grandes fêtes, ces jours où le cœur de l'homme aurait dû être plus accessible aux sentiments de charité, étaient justement consacrés à tant d'injures et d'humiliations !

Et si parfois les pauvres fous voulaient réagir contre de si odieuses tortures ; s'ils voulaient se venger de la brutalité de leurs geoliers, ils étaient immédiatement enchaînés. Deux ou trois *cachottiers* (épithète caractéristique et qui par tradition est encore conservée à la Grave, malgré les justes protestations de M. le docteur Delaye) munis, chacun d'une chaise, s'avançaient vers le malade furieux de colère, l'acculaient contre les murs, tandis qu'un autre l'enveloppait d'une couverture et se rendait ainsi maître de sa personne. Tant de traitements barbares étaient tolérés, dirigés même par des personnes aux intentions les plus pures et dont toute la vie est vouée aux pratiques de la charité !

En 1822, Mme sœur Chagny supérieure, dont le nom se rattache à toutes les nombreuses améliorations qui font de la Grave un des plus beaux hospices de France, obtint de l'administration les fonds nécessaires pour faire construire de nouvelles habitations pour les aliénés. Ce quartier, à la construction duquel concoururent quelques aliénés tranquilles, fut terminé en 1824.

Ce fut encore Mme la supérieure qui fit tomber les chaînes de la plupart des aliénés, et qui accorda à ces infortunés cette portion de soins et d'intérêt que sa charité dispense avec tant de sollicitude aux nombreux indigents de l'hospice.

Cependant, il restait beaucoup à faire pour compléter les réformes si heureusement commencées. Les soins médicaux manquaient aux malades ; quoique le plus souvent contenus par la camisole, des chaînes avaient été conservées dans quelques loges ; des menottes et des entraves en fer étaient fréquemment employées ; en un mot, cette division pouvait être plutôt considérée comme un lieu de détention que comme un quartier de traitement.

A la fin de 1826, M. le docteur Delaye fut nommé médecin de l'asile des aliénés, sur la proposition de l'un de ses maîtres, Esquirol. Des études sérieuses, des antécédents scientifiques, un caractère plein de bienveillance , tels étaient les garanties offertes par le nouveau médecin et que ne tarda pas à justifier la haute considération qu'il acquit parmi nous.

Il serait long et difficile de signaler en détail les améliorations introduites par M. Delaye. Malgré la bonne volonté et les sentiments généreux des personnes appelées à le seconder, il eut beaucoup de vieilles habitudes à déraciner, beaucoup de préjugés à combattre.

La division actuelle laisse beaucoup à désirer, mais l'on doit tout attendre de l'humanité, du bon vouloir et de la sagesse des hommes distingués dont se compose aujourd'hui la commission administrative des hospices. D'autre part, M. le préfet qui a laissé, aux aliénés d'un département voisin, tant de titres à leur reconnaissance, ne sera ni moins généreux ni moins dévoué pour ceux de la Haute-Garonne.

Dans ces derniers temps, les aliénés ont été, en France, l'objet d'une attention toute particulière de la part du gouvernement. En 1835, il créa une place d'inspecteur-général des maisons d'aliénés de France. M. Ferrus, ancien médecin de la Salpetrière, alors médecin en chef de Bicètre, fut choisi pour remplir ces hautes fonctions, que nul, excepté Esquirol, n'avait mieux méritées que lui. Son dévouement au bien-être des malades, l'autorité dont il se trouva investi, lui permirent d'accomplir la tâche que s'était proposée Esquirol dans le cours de ses fréquents voyages en France. Grâce à M. Ferrus, tous les aliénés des provinces les plus reculées, participèrent aux bienfaits d'une révolution qui fut si longue à s'accomplir; grâce à lui, on ne fut plus attristé par le spectacle d'aliénés surchargés de chaînes et relégués dans de sombres et d'humides cachots.

En 1838 , une loi pleine de sagesse fut promulguée. Cette loi, à la rédaction de laquelle ont particulièrement concouru Esquirol, M. Ferrus et son digne collègue de la Salpetrière M. Falret , assure aux aliénés des soins qui leur ont trop long-temps manqué ; protège leur liberté invidouelle ; les entoure des garanties indispensables pendant leur séjour dans les asiles et veille , enfin , aux moyens de les rendre , sans danger , à leurs familles et à toutes les habitudes de la vie sociale.

C'est conformément aux prescriptions de la loi du 30 juin 1838 , qu'au mois d'avril dernier , M. le ministre de l'intérieur a nommé M. le docteur Gerard Marchant , médecin adjoint de l'asile des aliénés , et que la commission administrative l'a fait agréer par M. le préfet, en qualité de préposé responsable.

Cette double création est encore trop récente pour qu'il soit possible d'en apprécier toute l'importance. D'ailleurs , les fonctions de médecin adjoint et de préposé responsable ne pourront être pleinement remplies que le jour où la disposition des locaux de l'asile , et le règlement général qui se prépare au ministère de l'intérieur , permettront à l'administration des hospices de réaliser toutes les exigences de la loi.

Dans un prochain article , je signalerai l'effrayant accroissement des aliénés en France , et j'étudierai les causes auxquelles on l'attribue généralement.

Toulouse. — Typographie de BONNAL et GIBRAC , 46 , rue Saint-Rome.

EXISTE-T-IL AUJOURD'HUI PLUS D'ALIÉNÉS QU'IL N'EN EXISTAIT AUTREFOIS ?

Lorsqu'on réfléchit au vif intérêt qu'a dû toujours exciter chez l'homme l'étude des affections mentales, et que l'on considère l'abandon prolongé dans lequel ont vécu les aliénés, il est permis de se demander *si leur nombre est plus considérable de nos jours qu'il ne l'était autrefois.*

Cette question paraît facile à résoudre, quand on sait que depuis un demi-siècle la population a subi un accroissement graduel dans les asiles d'aliénés de France et dans ceux des divers pays qui peuvent lui être comparés, sous le rapport des institutions sociales et de l'état de civilisation. Mais les difficultés se multiplient, quand, passant à un nouvel ordre de preuves, on arrive aux détails consignés dans l'histoire des aliénés depuis la fin du XIVe siècle, et quand on calcule l'influence que durent exercer sur la production de la folie les révolutions politiques et religieuses, les catastrophes et les événements généraux qui se sont accomplis depuis la fin de ce siècle jusqu'à nos jours.

Il faut comprendre tout l'intérêt que la société peut retirer de la solution de cette question pour avoir le courage de la tenter. Le grand nombre d'aliénés que l'on constate en France, aujourd'hui, mérite de fixer l'attention générale. Ce ne sera qu'après avoir sondé hardiment cette plaie de la société, qu'après en avoir recherché les causes, qu'on pourra se promettre de trouver les moyens efficaces pour en borner les ravages. Alors peut-être sera-t-il facile de démontrer que la large tolérance avec laquelle notre prétendue philanthropie traite les passions et les penchants, que le peu de soins que l'on donne à l'éducation physique et morale des enfants sont très-propres à faire naître le délire ; alors, enfin, sera-t-on convaincu que la justice et l'intérêt de sa propre conservation imposent à la société non seulement d'améliorer le sort des aliénés, mais encore de s'efforcer à diminuer leur nombre.

Si l'on jette un coup d'œil sur l'histoire de l'Europe, on trouve de curieux détails et d'utiles enseignements sur les désordres de l'intelligence. Chaque siècle fournit son contingent d'aliénés ; chaque siècle imprime surtout une forme particulière aux aberrations de l'esprit humain, reflet fidèle des idées dominantes de l'époque. C'est une vérité qu'il ne faut pas oublier, que l'expression de la folie varie selon les habitudes, les croyances, les institutions sociales de chaque peuple. Esquirol disait, avec justesse, que l'histoire d'une nation pourrait s'écrire par celle des désordres de l'intelligence.

Ce n'est qu'à partir de la fin du 14e siècle, que l'on trouve des notions assez précises pour les appliquer utilement à la solution du problème que nous nous sommes proposé. A cette époque l'influence toute puissante du catholicisme, l'ignorance profonde des peuples et des grands, l'amour du merveilleux qui en était la conséquence naturelle, avaient développé, outre mesure, l'enthousiasme religieux, les croyances superstitieuses et surnaturelles. A cette exaltation des esprits très favorable au développement de la folie, il faut ajouter l'apparition de quelques schismes et signaler, surtout, les ravages de la peste noire qui depuis 1350 avait fait périr des millions de personnes.

Les tristes effets de ce fléau se faisaient encore sentir, lorsque tout à coup, on vit apparaître à Aix-la-Chapelle un délire remarquable, qui dans l'espace de quelques mois se propagea dans toute l'Allemagne, dans les Pays-Bas, dans la Lorraine et dans une partie du Nord de la France. Sous le nom *de danseurs de St-Jean ou de St-Guy*, des troupes d'hommes et de femmes, entraînés par un délire commun, furent, pendant plus de deux siècles, l'effroi des populations. Les malades atteints de ce singulier délire faisaient des sauts comparables à ceux des bacchantes, se démenaient, hurlaient, écumaient, et présentaient tous les principaux caractères de la manie. On rapporte, qu'en 1374, dans la seule ville de Metz, le nombre des danseurs remplissant les rues et les places publiques s'accrut jusqu'à mille. Ces dangereux convulsionnaires, se tenant par les mains, parcourant les villes et les campagnes, dansaient des heures entières et prolongeaient ce spectacle, sans être intimidés par les assistants, jusqu'à ce qu'épuisés ils tombassent à terre. Puis ils se plaignaient d'une grande angoisse et gémissaient comme s'ils eussent senti l'approche de la mort. Pendant leurs danses ils avaient des apparitions; les uns assuraient qu'ils s'étaient crus plongés dans un ruisseau de sang et que c'était pour se soustraire à son contact qu'ils sautaient si haut ; d'autres, selon les nuances variées que les croyances du temps imprimaient à leur imagination fantastique, voyaient dans leur extase, le ciel ouvert, la Vierge et le Sauveur sur son trône. Ces malades ne revenaient à eux, n'obtenaient de soulagement momentané à leur mal qu'après s'être serré le ventre avec des linges, ou qu'après avoir reçu dans cette partie du corps des coups de pieds et des coups de poings. Aussi ne les voyait-on jamais qu'entourés de linges, afin de trouver, sans délai, les seuls secours capables de combattre le ballonnement du ventre (tympanite) qui succédait à leurs accès de frénésie.

En arrivant dans les villes, ces maniaques s'emparaient des temples, ce qui contribua beaucoup à faire assigner une origine diabolique à leur maladie. La terreur qu'ils répandirent fut telle, qu'ayant montré une aversion maladive pour les souliers pointus, alors fort à la mode, il parut un édit portant défense de se chausser autrement qu'avec des souliers à pointe obtuse. La vue des prêtres, des personnes en pleurs et particulièrement de la couleur rouge irritaient ces malades à un point extrême.

Les efforts du clergé pour réprimer un mal qui pouvait devenir si funeste, furent enfin couronnés de succès, et sous l'influence des exorcismes, remède d'un effet puissant au 14e siècle, on vit peu à peu s'éteindre cette exaltation frénétique. Elle persista cependant avec une intensité moindre jusqu'au 17e siècle, et se répandit de proche en proche , comme maladie permanente , même dans les villes de France où elle avait été jusqu'alors inconnue.

L'an 1418 , cette maladie éclata à Strasbourg sous le nom de *Transplage*, et excita parmi le peuple une grande frénésie. Le conseil de la ville, mu par un sentiment d'humanité, fit distribuer les danseurs en troupes séparées , et préposa à leur garde des surveillants responsables du mal qui pouvait leur arriver. Les prêtres furent toujours respectés et purent porter provisoirement quelques secours aux personnes atteintes de ce fléau. Quelques-unes d'entre elles furent guéries par la dévotion. et par l'imposante influence des cérémonies religieuses qui furent faites à leur intention dans les chapelles de saint Guy , patron des possédés.

Pendant que, durant le 15e siècle, cette affection était combattue dans quelque, pays, par les exorcismes et la musique dont on avait utilisé les salutaires effets à Strasbourg , elle se répandait dans la Pouille d'abord et dans toute l'Italie ensuite , sous le nom de *Tarentisme*. Dans ces contrées on attribua faussement la cause de cette maladie nerveuse à la morsure d'une espèce d'araignée nommée *Turentule*.

Il est inutile de signaler les variétés de forme que présenta cette affection en Italie , de décrire les bons résultats que l'on obtint de l'emploi de la musique pour la combattre , et de rapporter à cette époque , ainsi qu'on l'a écrit , le développement du talent musical qui distingue les Italiens des autres peuples. Il nous suffira de dire qu'à la fin du 16e siècle , le tarentisme exerçait encore des ravages dans toute l'Italie , et que la sagesse humaine et les efforts réunis des prêtres et des médecins avaient échoué contre l'énergique ténacité des accidents nerveux qui le caractérisaient.

Il faut placer à la même époque l'apparition de quelques folies présentant plus d'analogies que les précédentes avec celles que l'on observe de nos jours. Ce sont les *loups-garous (lycanthropes)*, les *sorciers* et les *démonomaniaques*.

De malheureux aliénés s'imaginant être changés en loup , affectaient d'imiter ces animaux par des hurlements particuliers, vivaient à l'écart , souvent dans les bois où ils se nourrissaient de la chair des animaux qu'ils pouvaient tuer. Cette folie était d'autant plus redoutable qu'elle s'accompagnait de penchant à l'homicide. Véritables anthropophages, ceux qui en étaient atteints. attaquaient l'homme pour le manger. Quelques aliénés de cette classe étaient moins dangereux ; ils se croyaient métamorphosés en chiens, en chevaux, en chats, animaux dont ils cherchaient à prendre la forme. *Dom Calmet rapporte que dans un couvent d'Allemagne, les religieuses se crurent changées en chats, et qu'à une heure fixe de la journée, ces religieuses couraient dans tout le couvent en miaulant à qui mieux mieux.* (Esquirol).

Cette forme de folie paraît fort ancienne ; on pense qu'elle prit naissance en Grèce avant l'ère chrétienne , et que de là elle se transmit comme un triste héritage , non seulement aux peuples de race romaine, mais encore aux Allemands et aux Sarmates. De nos jours,

elle se présente quelquefois à l'observation, avec cette différence qu
les malades croient rarement à une métamorphose Il existe encore
à Paris une femme aussi distinguée par sa naissance que par sa
bonne éducation, et qui dans le monde qu'elle fréquente, est prise
de véritables attaques de cette folie. Alors, sans que rien puisse le
faire prévoir, elle se met à aboyer, à cracher, à injurier ses
voisins, et puis tout à coup elle revient à elle, s'excuse de son mieux
et reprend la conversation comme si un incident de petite importance l'avait interrompue.

La croyance à la sorcellerie dériva d'abord d'un principe respec-
table, le dogme des purs esprits servant d'intermédiaire entre l'homme et la divinité. Mais, par une série de sophismes, par une pente
naturelle des idées philosophiques au fanatisme et à la superstition,
la conséquence de cette doctrine ne tarda pas à devenir un tissu
d'absurdités et d'erreurs. Ce fut à partir de 1484 que la magie joua
un rôle important dans les affaires d'Europe, car pendant près de
trois siècles des inquisiteurs et des exorcistes jonchent ce continent
des victimes de leur sottise et de leur ignorance.

Il serait difficile de calculer exactement le nombre d'infortunés
qui ont expié dans les tourments et les flammes le malheur d'avoir
perdu la raison. *Sprenger*, dans son histoire de la médecine, évalue
à 100,000 le nombre des prévenus de sorcellerie exécutés en Allemagne durant cette période de vertige. *Martin del Rio* rapporte
qu'en 1515, cinq cents individus furent convaincus de sorcellerie et
brûlés à Genève, en moins de trois mois. Selon *B. Spinola*, un
millier de sorciers ou de loups-garous furent exécutés, en un an,
dans le diocèse de Côme ; les années suivantes, le nombre moyen
des victimes fut de cent environ. En France, le fameux sorcier
Trois-Echelles dénonça ses complices dont le nombre fut porté à
1,200 par les uns et à 3,000 par les autres. *Rémigius*, en Lorraine,
fit périr 900 individus dans l'espace de 16 ans Les parlements de
Bordeaux, de Paris, de Rouen se distinguèrent par leur acharne-
ment contre les malheureux sorciers, et les noms de *Pierre Delan-
cre*, de *J. Bodin*, des frères *Sprenger* et de plusieurs autres inquisiteurs nous ont été transmis avec leurs ouvrages comme autant de
témoignages des erreurs déplorables et de la barbarie de ces temps.

L'Angleterre sacrifia également à ces inspirations du fanatisme et
de l'ignorance, et les cours de Londres et d'Edimbourg furent
peut-être les plus sanguinaires de l'Europe La plupart de leurs ar-
rêts de 1572 à 1625, se résument presque par ces mots : « *Convaincus et brûlés.* » (Foreign quaterly Review, 1830.)

Les crimes dont furent accusés les malheureux fous rendent encore les détails de ces sanglantes tragédies plus pénibles à lire.
Quelques-uns avouaient avoir rencontré le diable pendant la nuit,
être allés à cheval sur des manches à balais, des tourne-broches,
des chaînes ; d'autres confessaient que Satan parlait avec leur langue et qu'il prononçait des paroles souvent inintelligibles pour eux.
Une sorcière fut arrêtée et brûlée, parce que voulant se venger de
n'avoir pas été invitée à une noce, elle s'était transportée au tra-

vers de l'air, sur une montagne où , par des pratiques que les frères Sprenger racontent tout au long et que par bienséance notre plume se refuse à transcrire , elle avait suscité un orage qui força les danseurs de la noce à se disperser. Enfin , tous , hommes et femmes étaient prévenus d'avoir communiqué avec les démons; *cum majori vel minori venereâ delectatione* ; et c'était là le point capital des accusations.

Si la démonomanie est rare de nos jours, s'il n'existe plus de possédés, il y a encore des fous qui se croient au pouvoir du démon. Nous avons vu à la Salpêtrière une femme qui hurlait et parlait malgré elle, ou plutôt c'était, disait-elle , le diable qui parlait par sa bouche. Esquirol cite une blanchisseuse se disant au pouvoir du diable et qui sans cesse répétait : « *Il y a un million d'années que je suis la femme du grand diable : je m'entends avec lui, il couche avec moi, et ne cesse de me dire qu'il est le père de mes enfants..... mon corps est un sac fait de la peau du diable et plein de crapauds, de serpents et d'autres bêtes immondes qui sont des diables.... en me donnant au diable, j'ai été contrainte de lui vouer mes enfants ; mais en retour j'ai demandé au diable de faire tomber celui qui est en haut, de tuer Dieu et la Vierge , etc... »* Cette blanchisseuse était très-pieuse avant de devenir aliénée. Enfin, il y a peu de temps encore, il existait à Charenton un malade que le démon transportait tous les soirs dans les caves de l'Opéra ou sur les buttes Montmartre, et qui se livrait sur son corps à toute espèce d'horreurs et de sévices. De temps en temps ce malade se plaignait d'exhaler une forte odeur de soufre : « *Je brûle*, disait-il , *tous mes os sont desséchés, et le diable profite de tout ce que je mange.* »

La persécution se borna d'abord aux possédés, mais plus tard les horribles actes dont on les accusait *(spurcissimi actus venerei)* la firent tourner contre leurs enfants, sous prétexte qu'ils étaient les enfants du diable. Aussi, n'y eut-il bientôt de sécurité possible pour personne et fut-il difficile aux membres de la famille d'un possédé de se soustraire aux assassinats juridiques qui souillent les annales de ces siècles d'ignorance et de barbarie. Ces exécutions monstrueuses se prolongèrent fort tard, et l'on en retrouve des exemples jusqu'en 1749.

Indépendamment de ces fous prétendus possédés, il y en avait d'autres dont on reconnaissait l'état de délire et qui étaient ou libres dans les villes, ou renfermées dans les prisons, les hôpitaux, les couvents. En 1600, un prêtre dirigeait à Marseille une maison d'aliénés. En 1657, on comptait à Paris quarante-quatre fous renfermés dans autant de cellules. Mais la plus grande obscurité règne sur cette partie de l'histoire des aliénés, et d'après ce qui précède il est vraisemblable que le nombre d'aliénés reconnus tels devait être très-borné.

Nous voici arrivés au XVIIIe siècle, et déjà d'utiles enseignements peuvent être déduits des recherches précédentes.

Les danseurs de Saint-Jean parurent d'abord à Aix-la-Chapelle, au sein d'une population qui venait d'essuyer de grandes calamités.

Au fléau dévastateur de la peste noire, s'étaient ajoutés les débordements des eaux du Rhin et du Mein qui détruisirent les récoltes des campagnes environnantes, renversèrent des villages et jetèrent le peuple dans la plus profonde misère. Ces malheurs provoquèrent une tension extraordinaire des esprits que l'occasion la plus légère devait faire dégénérer en folie. Les pratiques bizarres et sauvages par lesquelles on célébrait, à cette époque, l'anniversaire de saint Jean-Baptiste, devinrent le signal de l'explosion d'un mal déjà prêt à éclore. Ce fut, en effet, au milieu des danses à travers les flammes du feu de la Saint-Jean, dont une tradition conservée encore parmi nous proclamait l'efficacité pour préserver des fièvres et des autres maladies pendant une année, qu'éclata cette singulière folie qui se répandit alors avec une prodigieuse rapidité.

Ceux qui connaissent l'influence de l'imitation sur l'homme, s'expliqueront facilement l'énergie avec laquelle elle dut s'exercer chez un peuple dont l'esprit ne pouvait contempler sans effroi cette plaie hideuse que les ennemis mortels se souhaitaient les uns aux autres, par la seule imprécation : « *Que la danse de Saint-Guy te prenne* ! » La contagion morale fut telle, qu'au rapport des historiens, les personnes les plus sérieuses, celles même qui s'étaient efforcées d'arrêter les frénétiques emportements des danseurs, finissaient par se joindre à eux. Femmes, enfants, nobles, ecclésiastiques, bourgeois, tout le monde succomba à l'entraînement de l'imitation.

Quelques danseurs furent guéris par la révolution profonde que produisait sur leur imagination égarée, le spectacle pompeux et solennel des exorcismes. Mais la danse se propagea, s'établit comme maladie permanente et devint une première cause de l'accroissement de la folie. Les prédispositions nerveuses se transmirent héréditairement et rendirent la société plus accessible aux funestes effets des causes morales que les événements, l'esprit et les mœurs du temps rendirent chaque jour plus énergiques et plus fréquentes. Aussi ne faut-il pas s'étonner, si, aux danseurs de St-Jean succèdent, sans transition, les loups garous, les démonomianaques, et les sorciers.

Il est impossible de lire l'histoire de ces derniers, sans se convaincre que les longues persécutions et les supplices qu'on dirigea contre eux durent contribuer à augmenter leur nombre. Ce fut l'opinion du célèbre d'*Aguesseau* qui dit au parlement que, pour faire cesser les sorcelleries, il suffisait de ne plus parler des sorciers, de ne plus accorder d'importance à ces sortes d'affaires et de renvoyer, sans éclat, aux médecins, ces infortunés plus à plaindre que coupables.

Mais, s'il est vrai que les personnes organiquement prédisposées à la folie, trouvaient une cause nouvelle dans la crainte du démon et des supplices, il faut aussi convenir que les nombreuses exécutions dont elles furent victimes durent beaucoup en diminuer le nombre. Cette conjecture paraît d'autant plus naturelle, que nous avons vu la persécution contre les possédés s'étendre à leurs

parents et que dans les livres de cette époque , par une funeste interprétation du fait de l'hérédité de la folie , on attribua aux familles des possédés une origine diabolique (*A semine cacodœmonium
procreatæ*, etc.). En outre, il est évident que vers la fin du 17e siècle , le nombre des fous devient de plus en plus rares et qu'on n'en
rencontre que dans les petites villes et les campagnes où la puissance
des inquisiteurs ne fut pas exercée d'une manière active et continue.

De frappantes analogies entre le caractère de quelques aliénations
mentales des siècles précédents , et celui des aliénations observées
en France au commencement du 18e siècle , rendent leur histoire
digne d'intérêt. A cette époque, la croyance aux *vampires* , devint
si générale , dans la Lorraine , que les magistrats se virent forcés
de laisser violer l'asile des morts , pour calmer l'imagination des
vivants. Les personnes affectées de cette monomanie s'imaginaient
qu'après la mort d'un ennemi dont le corps n'était pas putréfié ou
encloué , leur ame pouvait exercer des actes de vengeance sur eux
ou sur leurs bestiaux. Ces cruelles lamies qui étaient , disait-on ,
souvent visibles , prenaient leurs victimes à la gorge , les étran-
glaient , et suçaient tout leur sang. La terreur inspirée par ces
étranges *hallucinations* fut telle , qu'après les avoir éprouvées deux
ou trois fois, les sujets mouraient dans un état de syncope , circonstance qui contribua beaucoup à répandre et à accréditer cette nouvelle forme des erreurs de la raison.

Le vampirisme avait pris naissance dans la Hongrie , d'où il se
propagea dans la Moravie , la Silésie et la Lorraine. Cette maladie
disparut par les efforts réunis des prêtres et des magistrats qui pro-
cédèrent en forme pour la violation des tombeaux. On cita des témoins à charge et à décharge , qui faisaient leurs dépositions devant
les cadavres accusés et lorqu'on constatait quelques signes de vampirisme, ces inoffensifs débris de la mort étaient condamnés à être
brûlés ou cloués par les mains des bourreaux Cette maladie borna
les ravages dans les pays que nous venons de citer ; nous ne la men-
tionnons ici que comme nouvel exemple des aberrations de l'esprit
sous l'influence des idées dominantes du temps.

Au mois de septembre 1731 , le bruit se répandit à Paris qu'il
s'opérait des miracles au tombeau *du diacre Paris* , situé dans *l'é-
glise Saint-Médard*. Ce diacre mort en 1727 , avait été antagoniste
zélé des ultramontains à l'époque des discussions provoquées dans
l'église Gallicane par la *bulle unigenitus*. Ses partisans visitaient fréquemment son tombeau et finirent par y attirer beaucoup de malades, qui, sous l'influence d'une dévotion exaltée et mystique, y furent saisis d'accidents hystériques et cataleptiques, avec une excitation nerveuse qui dégénéra en folie et en monomanie homicide. Les
malades se roulaient par terre , agitaient violamment la tête et les
membres, et éprouvaient une grande oppression accompagnée d'un
pouls fréquent et irrégulier.

Cet événement excita un intérêt général , et quoiqu'il fût considéré comme une œuvre de satan par les ultramontains, et comme
le résultat d'une influence divine par leurs adversaires; tout Paris

voulut en être témoin. Bientôt on attribua des propriétés miraculeuses à la terre qui recouvrait le tombeau du diacre. On en fit chercher de bien loin pour les malades, et ainsi se répandit, au dehors de la capitale, cette affection, dont, à une certaine époque, plus de 800 personnes furent atteintes. Ce nombre fût certainement devenu plus considérable, si Louis XV n'eût pas ordonné qu'on fermât le cimetière de Saint-Médard.

La maladie revêtit bien des formes, dont quelques-unes tellement extraordinaires qu'on serait tenté de les révoquer en doute, si des médecins dignes de foi, adversaires et sectateurs du diacre Paris, ne nous en eussent transmis les détails. Beaucoup de malades éprouvaient pendant leurs accès, des douleurs violentes, qui n'étaient soulagées que par le secours des autres sectaires ; ce fut cette circonstance qui les fit désigner sous le nom de *Secouristes*. Ils frappaient les malades, en différentes parties du corps, avec des pierres, des marteaux, des bûches, des sabres, et ils appelaient ascétiquement ces pratiques des *Consolations* On raconte que quelques adeptes reçurent, en un seul jour, près de six à huit mille coups sans en éprouver de suites fâcheuses. Une jeune fille fut guérie de crampes d'estomac par des coups de poing appliqués sur l'épigastre.

Tous les convulsionnaires faisaient des sauts prodigieux, dont l'imitation devint, plus tard, si commune que les femmes et les jeunes filles, pour ne pas paraître d'une manière contraire aux règles de la bienséance, se couvrirent de longues robes terminées en forme de sac. Si dans leurs chutes, d'ailleurs très-rares, les convulsionnaires se faisaient quelques contusions, ils les traitaient par un remède infaillible, la terre du tombeau du diacre Paris. Quelques-uns de ces frénétiques tournaient sur leurs pieds avec une rapidité incroyable ; d'autres se meurtrissaient la tête contre les murailles ou pliaient leur corps en arrière, comme des danseurs de corde.

Tous ces désordres, toutes ces pratiques bizarres qui diffèrent à peine des désordres et des pratiques observés chez les danseurs du XIVe siècle, acquirent une gravité chaque jour croissante. Les hommes, les prêtres furent menacés dans les rues par les femmes convulsionnaires qui les forcèrent à s'agenouiller devant elles et à leur faire leur confession. On en vit quelques-unes jouer avec des hochets d'enfant, et traîner de petits chars en donnant à ces enfantillages une signification symbolique. Un seigneur de la cour et l'avocat Pinault, appartenant tous les deux à cette singulière secte, aboyèrent tous les jours, pendant quelques heures, et cette manie trouva de nombreux imitateurs. Enfin, des femmes vêtues de leurs robes en forme de sac, se posaient sur la tête et restaient dans cette incommode posture, beaucoup plus long-temps que ne pourraient le faire des personnes en santé.

La maladie des convulsionnaires persista, sans interruption, jusqu'en 1790. Ce fut en vain que, par un arrêt de 1762, le parlement défendit les grands secours ; on ne se livra qu'avec plus de fureur à cette secrète pratique. Des médecins contemporains, *le pieux Hec-*

quet, et après lui *Lorry*, expliquèrent, par des causes naturelles, la folie des convulsionnaires. Des hommes distingués et d'un rang élevé se firent, au contraire, leurs apologistes : nous citerons, entr'autres, un ecclésiastique, dit-on, célèbre, *Lambert* qui mourut en 1813, et un conseiller au parlement, *Carré de Montgeron*, qui ne comprenant rien aux paroles inintelligibles de certains extatiques, leur supposa le don des langues, ainsi qu'on l'avait fait pour les possédés du moyen-âge. D'ailleurs, les malades eux-mêmes avouaient ne rien comprendre aux paroles qu'ils prononçaient.

La révolution ébranla cette secte mystique sans la détruire, car même durant les temps d'effervescence, des assemblées secrètes furent tenues dans le faubourg Saint-Germain, et jusques en 1838, il exista encore des *convulsionnaires, mais sans les convulsions ni les grands secours.*

Il nous a paru curieux de rapporter, avec quelques détails l'histoire bien connue et presque contemporaine des convulsionnaires de Saint-Médard, qui en dépit d'une civilisation tant vantée rappelle si clairement les temps de ténèbres auxquels parurent les danseurs de Saint-Jean. Si l'étendue déjà considérable d'un article de journal, ne nous eût imposé quelques bornes nous aurions ajouté aux détails concernant les danseurs de Saint-Jean et les convulsionnaires de notre époque, dont l'état extatique s'accompagne d'une réaction violente des nerfs qui président aux mouvements. Nous voulons parler des habitants de l'Abyssinie affectés du *tigre-tier* ou *astaragaza*, auxquels un *dofter* (espèce de prêtre) fait la lecture de l'Evangile de Saint-Jean, avant d'avoir recours à l'aspersion d'eau froide pendant une semaine, et à l'emploi coûteux d'une musique continue jusqu'à parfaite guérison; *des jumpers ou sauteurs* qui prirent naissance, en 1760, dans le pays de *Cornouailles*, et enfin de certains méthodistes de l'Amérique du Nord, dont les funestes égarements renouvellent chez les peuples du XIXe siècle, les scènes terribles des temps obscurs et reculés du moyen-âge.

Nous ne répéterons pas ce qui a été dit sur l'énergie de l'instinct d'imitation chez l'homme, instinct général, souvent assez absolu pour nous présenter, sous un jour fort suspect, l'indépendance de l'esprit humain. Il nous suffira de rappeler l'influence que nous avons attribuée aux danseurs de Saint-Jean sur l'accroissement de la folie et d'en appliquer les principes à l'histoire de cette affection au XVIIIe siècle. Toutefois, on devra tenir compte du nombre moins considérable des convulsionnaires de Saint-Médard et surtout de l'état général des intelligences, alors, plus capables de résister à l'entraînement sympathique pour l'imitation d'actes, d'ailleurs, peu conformes avec les croyances et les habitudes de la société française au XVIIIe siècle.

Les graves questions agitées par les encyclopédistes vers le milieu du siècle, en exaltant les facultés intellectuelles et les passions dans les classes moyennes de la société, en fomentant leur ambition, en développant l'indépendance des idées et la hardiesse des examens, en affaiblissant, enfin, les croyances religieuses contribuèrent puissamment aux progrès de la folie. Aussi à dater de cette époque, voyons-nous la société, en quelque sorte, forcée de donner son attention à l'accroissement des fous. En 1774, la question des hôpitaux d'aliénés fut soulevée à Paris par Antoine Petit. En 1785,

Louis XVI fit publier une instruction sur la manière de gouverner les insensés ; et l'année suivante, Ténon, cet infatigable ami des pauvres, donna le recensement de leur population qui déjà à Paris s'élevait à 1009.

Les commotions politiques qui signalèrent la fin du 18ᵉ siècle, provoquèrent de nombreuses folies. Esquirol rapporte que la plupart des personnages titrés qui échappèrent à la faux révolutionnaire furent frappés par l'aliénation mentale.

Les malheurs de l'émigration ajoutèrent de nouvelles causes de folie à celles qu'avaient déjà développées, le renversement d'une dynastie de huit siècles, le supplice des parents, la perte des fortunes, la crainte de l'échafaud ; les établissements de Paris reçurent un grand nombre d'aliénés de beaucoup inférieur à celui de ces malheureux qui furent jetés dans les hôpitaux de l'Europe. En 1791, les suicides furent fréquents. Enfin, jusque dans ces derniers temps, on a remarqué dans les maisons de santé de France plusieurs victimes de cette première période de nos tourmentes révolutionnaires ; et Esquirol assignait cette époque comme origine de la folie dans quelques familles, où elle n'a pas cessé de se transmettre héréditairement.

Sous l'empire le nombre des aliénés ne fut pas en rapport avec la gravité des événements qu'il vit s'accomplir. Peut-être cette circonstance dépendit-elle de la forme despotique du gouvernement que l'expérience semble montrer comme peu favorable au développement de la folie ; peut-être, aussi, les satisfactions de l'amour-propre national suffirent-elles pour neutraliser les funestes effets de la guerre.

L'arrivée du pape à Paris, en rendant les folies religieuses plus fréquentes, augmenta le nombre des aliénés. De 1810 à la fin de 1814, la désastreuse campagne de Russie et la première chute de l'empire portèrent de 1590 à plus de 2000 le chiffre des malades renfermés dans les établissements de Paris.

Les revers de 1815, les condamnations militaires, les réactions politiques, le passage subit, pour quelques hommes, d'une vie active à l'oisiveté, des honneurs à l'obscurité, de l'aisance à la misère, jetèrent dans les esprits de nouveaux éléments de trouble et de désordre, et favorisèrent ainsi le développement de la folie. A partir de cette époque les asiles d'aliénés s'organisèrent dans toutes les grandes villes de France, et le chiffre des malades qu'ils reçurent suivit une progression supérieure à celle de l'accroissement de la population.

Les crises commerciales de 1826, les événements de 1830, l'apparition du choléra en France, imprimèrent une nouvelle activité aux progrès de la folie. Les anciens établissements d'aliénés s'encombrèrent de malades, et dans toutes les parties de la France on vit s'en élever de nouveaux. De 1834 à ce jour, dans la seule partie méridionale d'une ligne comprise entre Marseille et Bordeaux, plus de quinze asiles ont été construits pour recevoir des aliénés. Enfin, en 1840, le chiffre proportionnel des aliénés par rapport à la population générale en France, moins la Corse et l'Algérie, était de un aliéné sur mille habitants.

Personne, en France, ne conteste l'accroissement prodigieux survenu, depuis plus de soixante ans, dans la population des aliénés , mais ce fait est diversement expliqué. Dans un mémoire lu en 1824 à l'académie de médecine de Paris , Esquirol professa que cet accroissement n'était qu'apparent et qu'il dépendait de causes qui peuvent se résumer ainsi :

1° Affaiblissement des préjugés qui , autrefois , empêchaient les parents à envoyer les aliénés dans les hospices ou les maisons de santé.

2° Augmentation de la durée moyenne de la vie des aliénés , sous l'influence des améliorations introduites dans leur régime.

3° Impossibilité actuelle de renfermer les aliénés dans les couvents et les prisons.

4° Facilité des familles à faire admettre les aliénés dans les hospices; empressement de celles-ci à séquestrer les vieillards paralytiques ou atteints de démence sénile.

Dans ces derniers temps les opinions d'Esquirol ont été reproduites , sans nouvelles preuves, et adoptées, sans restriction, par M. *Parchappe*, de Rouen , qui a élucidé de nombreuses questions relatives à la folie. Mais, quelque puissante que soient, pour nous , l'autorité de ces deux habiles observateurs, nous ne pensons pas que les causes qu'ils invoquent puissent , seules, suffire à expliquer l'augmentation toujours croissante des aliénés. D'ailleurs , Esquirol semblait avoir renoncé , dans les derniers temps de sa vie , à son opinion de 1824 , et déjà même en 1830 , il écrivait cette phrase : *Les vices de la société augmentent le nombre des pauvres et des criminels ; les progrès de la civilisation multiplient les fous.*

La simple analyse des détails qui précèdent , et la comparaison de l'état actuel de la société française , avec l'état de cette société , durant les quatre derniers siècles , nous permettraient presque de conclure que l'accroissement des aliénés est plus réel que ne le pensait Esquirol ; qu'il faut l'attribuer à des causes plus importantes que celles qu'il a signalées , et qui semblent particulières à notre état de civilisation.

Quand on connaît la grande influence des causes morales sur le développement de la folie , est-il permis de ne pas tenir compte des changements qui , depuis cinquante ans , se sont opérés dans nos mœurs ? L'indifférence en matière de religion est à peu près générale ; l'affaiblissement des croyances a entraîné celui de la morale religieuse , la plus puissante de toutes pour nous faire lutter avec succès contre l'entraînement de nos passions ; le choc violent des intérêts opposés , la divergence d'opinion ont relâché les liens de la famille; les faux principes que l'on déduit d'une liberté mal comprise , les funestes tendances d'une partie de la presse , en donnant un nouvel essor aux passions sociales ont semé le trouble et le désordre dans les esprits ? Ajoutons à tant de causes, l'accroissement du luxe et des besoins ; les hazards des spéculations industrielles et commerciales ; l'instabilité de nos institutions sociales ; l'impuissance et la versatilité de l'opinion publique ; une éducation vicieuse dont tous les détails tendent à développer l'esprit au préjudice du cœur et des forces physiques, et l'on comprendra peut-être alors , qu'il doit exister de nos jours plus d'affections nerveuses, et surtout plus d'aliénés qu'il n'en existait autrefois !

Enfin , parmi les causes qui peuvent le plus activement contribuer à propager la folie , nous signalerons la prédisposition héréditaire dont personne ne conteste l'influence et contre laquelle, d'ailleurs, on n'oppose aucun des moyens que la physiologie et l'hygiène nous indiquent.

Ainsi, nous le répétons, les circonstances au milieu desquelles vivent les sociétés modernes, suffisent, à la rigueur, pour expliquer l'accroissement des aliénés qui menace de les envahir. Mais à cet ordre de preuves, nous pouvons en ajouter, d'un ordre différent et d'une évidence surtout plus saisissante.

Toutes les statistiques, en France, en Angleterre, en Belgique, en Italie, s'accordent sur ces points, que le nombre des aliénés est plus considérable : 1° dans les grandes villes et les communes urbaines, que dans les communes rurales ; 2° dans les départements où l'instruction, le commerce, l'industrie sont plus répandus, que dans ceux où les habitants sont attachés à l'exploitation des terres ; 3° parmi les personnes qui vivent de professions libérales, de leurs revenus, ou qui par leur état doivent avoir reçu une plus grande instruction, que parmi les ouvriers ; 4° qu'enfin, les départements les plus isolés de la civilisation, tels que la Creuse, la Loire, la Corse, en France, sont ceux qui produisent le moins d'aliénés.

Les résultats de toutes ces statistiques acquièrent une nouvelle évidence, quand on compare le nombre d'aliénés existant dans les divers pays. Ce nombre est toujours dans un rapport direct avec l'état avancé de la civilisation, ainsi qu'on pourra s'en convaincre en jetant un coup d'œil sur le tableau suivant, où nous avons inscrit à côté du nom de chaque pays, le rapport proportionnel des habitants aux aliénés.

	aliénés	habitants.		aliénés	habitants.
New-York,	1	sur 721	Prov. rhénanes,	1	sur 1000
Angleterre,	1	783	Hollande,	1	1046
Belgique,	1	816	Italie,	1	3785
France,	1	1000	Espagne,	1	7181

Si maintenant au lieu des états, nous prenons les grandes villes, pour terme de comparaison, l'évidence des preuves deviendra plus frappante.

	aliénés	habitants.		aliénés	habitants.
Londres,	1	sur 200	Rome,	1	sur 481
Paris,	1	220	Toulouse (ville),	1	500
Milan,	1	242	Naples,	1	760
Florence,	1	342	Lisbonne,	1	1000
Turin,	1	344	St-Pétersbourg,	1	3133
Rouen,	1	461	Madrid,	1	3550
Dresde,	1	466	Le Caire,	1	30,714

Il serait inutile de signaler aujourd'hui toutes les conséquences qui découlent des recherches précédentes. Contentons-nous, en faisant nos réserves à cet égard, d'en tirer actuellement les conclusions suivantes :

1° *Il existe aujourd'hui plus d'aliénés qu'il n'en existait durant les quatre derniers siècles.*

2° *L'état de civilisation des sociétés modernes semble très-favorable au développement de la folie.*

Dans un prochain article nous nous occuperons exclusivement des aliénés de la Haute-Garonne.

Toulouse, imprimerie de Bonnal et Gibrac, Rue Saint Rome, 46.

STATISTIQUE DES ALIÉNÉS DU DÉPARTEMENT DE LA
HAUTE-GARONNE.

Lorsque, dans notre numéro du 6 septembre dernier, nous annonçâmes un prochain article sur les aliénés de la Haute-Garonne, nous avions tout lieu d'espérer que des renseignements précis sur leur nombre nous seraient fournis par les personnes auxquelles nous les avions demandés. Nos prévisions ne se sont qu'en partie réalisées, et si aujourd'hui nous nous décidons à publier des documents incomplets, c'est que, malgré leur insuffisance, ils nous paraissent dignes d'être discutés.

Le département de la Haute-Garonne est un de ceux qui fournissent le plus de fous. Il occupe le n° 7 dans la liste des départements, classés d'après le nombre proportionnel des aliénés à la population, tandis que dans l'ordre de sa population il n'est inscrit que le 23ᵉ.

Deux établissements spéciaux, situés à Toulouse, sont destinés au traitement des aliénés.

Le premier forme une division de l'hospice général Saint-Joseph-de-la-Grave et reçoit des pensionnaires et des indigents. Les dépenses de l'entretien, du séjour et du traitement de ces derniers, à défaut ou en cas d'insuffisance des ressources de leurs familles sont prélevées *sur les centimes affectés, par la loi des finances, aux dépenses ordinaires du département auquel l'aliéné appartient, sans préjudice du concours de la commune du domicile de l'aliéné, d'après les bases proposées par le conseil général, sur l'avis du préfet, et approuvées par le gouvernement.* (Art. 28 de la loi du 30 juin 1838.)

Le second établissement, fondé et dirigé par M. le docteur Delaye, médecin en chef de l'asile de la Grave, est affecté aux malades des classes élevées, et peut rivaliser, par sa bonne tenue, la disposition des locaux et les soins empressés qu'y reçoivent les aliénés, avec les meilleurs asiles de Paris.

Au 11 novembre 1844, ces deux établissements présentaient un effectif de 237 malades appartenant au département. A ce nombre il faut ajouter 77 épileptiques atteints de folie et dont la dépense se trouve à la charge de l'administration des hospices, ce qui porte le chiffre total des aliénés secourus à 314.

Mais, en outre de ces aliénés, il en existe qui sont traités dans leurs familles, ou qui attendent leur admission à l'hospice, et d'autres, enfin, qui, inoffensifs, sont encore dans leurs communes un objet de pitié, et, disons-le, presque toujours, le but des taquineries et des amusements de leurs concitoyens. D'après les renseignements qui nous ont été fournis à la préfecture, qui nous ont été adressés par des prêtres et des médecins, ou que nous avons pris nous-même, 162 aliénés sont à la charge des familles et privés par conséquent des secours que réclame leur position. Ainsi, dans le département de la Haute-Garonne il n'existe pas moins de 476 aliénés connus, répartis ainsi qu'il suit :

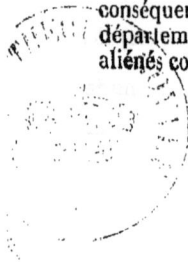

	secourus	libres	totaux.
Hommes,	155	75	230
Femmes,	159	87	246
	314	162	476

En adoptant le chiffre officiel de 454,150 habitants, tel qu'il a été établi au 1er janvier 1843 dans le n° 1051 du *Recueil des actes administratifs de la Haute-Garonne*, et en le comparant au chiffre des aliénés connus, on trouve qu'il existe dans le département un aliéné sur 954 habitants.

Ce rapport, quelque défavorable qu'il paraisse à ceux de nos lecteurs qui se souviennent qu'en France on ne compte qu'un aliéné sur 1,000 habitants, doit cependant être considéré comme étant inférieur à celui qui existe réellement. Les renseignements qui nous ont été fournis ne portent que sur 184 communes d'une population totale de 218,378 ames. Encore faut-il ajouter que ces renseignements ne sont pas assez précis pour qu'il nous soit permis d'affirmer qu'il n'existe pas d'autres aliénés dans ces communes. Or, il nous semble très-rationnel de supposer que dans les 490 communes sur lesquelles nous n'avons obtenu aucun renseignement, il doit exister proportionnellement à leur population et à leur position géographique autant de malades qu'il en existe dans les autres.

Mais avant d'établir cette comparaison, il convient de classer le nombre des malades d'après les arrondissements auxquels ils appartiennent, et d'indiquer dans quelles proportions ils se trouvent par rapport au nombre des habitants de l'arrondissement. Le tableau suivant permettra au lecteur d'embrasser d'un coup d'œil ce classement et ces rapports.

ARRONDISSEMENTS.	POPULATION.	ALIÉNÉS.	RAPPORTS.
Saint-Gaudens.	143,983	95	1 : 1515,61
Muret.	88,774	54	1 : 1644,00
Villefranche.	63,553	65	1 : 977,74
Toulouse (ville exceptée).	80,875	87	1 : 929,59
Toulouse (ville) (1).	76,965	175	1 : 439,00
Totaux.	454,150	476	1 : 954,00

La différence entre les quatre arrondissements de la Haute-Garonne, dans les nombres proportionnels des aliénés, est trop considérable, pour qu'il soit permis de considérer comme exacts les chif-

(1) Depuis la publication de notre dernier article, où nous avions établi à 500 la moyenne des aliénés de Toulouse, de nouveaux faits de folie nous ont été déclarés qui nous ont permis de réduire cette moyenne à 439.

fres qui ont servi à l'établir. Aussi croyons-nous devoir entrer dans quelques considérations relatives à chacun de ces arrondissements.

L'arrondissement de St-Gaudens se prolonge jusque dans les Pyrénées et se trouve en partie composé de pays de montagnes. Sa population est supérieure aux produits du sol et tous les ans, plus de 20,000 de ses habitants s'organisent par bandes de 10, 15, 20 individus pour colporter en France, en Belgique et dans le Piémont des livres, des images, des toiles de coton et de la petite mercerie. D'autres, plus aventureux, vont en Espagne, en Italie, en Allemagne et jusques en Afrique, exploiter le commerce des sangsues. Tous ces colporteurs contractent, au contact des grandes villes, des habitudes, des apparences d'une civilisation avancée et des aliments nouveaux à leur caractère naturellement vaniteux. Souvent en proie à la nécessité, ces hommes, dont les trois quarts n'ont pas atteint l'âge de 20 ans, privés de la force intelligente que donne le sentiment du bien, se trouvent entraînés par une série d'actes et de passions égoïstes vers un état intermédiaire qui, selon les caractères, conduit au crime ou à la folie.

Mais à ces causes qui nous paraissent incontestables, nous pouvons en ajouter d'autres qui dépendent de la constitution du sol. Il est reconnu aujourd'hui que les pays des montagnes produisent une grande quantité de fous. En Norvége on en compte un sur 551 habitants, et en Écosse un sur 574. Les départements du Cantal et du Puy-de-Dôme ont toujours été riches en fous : dans l'Ariége il n'y a pas moins d'un aliéné sur 659 habitants.

Ainsi, d'après tout ce qui précède, il nous semble fort rationnel de supposer que dans les communes de l'arrondissement de Saint-Gaudens sur lesquelles nous n'avons obtenu aucun renseignement, il doit y avoir proportionnellement à leur population autant d'aliénés que dans les autres. Mais pour être plus exact nous avons opéré séparément sur les cantons de la montagne et sur ceux de la plaine. Voici les résultats de ces diverses opérations.

Sur 28 communes appartenant aux cantons d'Aspet, de Luchon, de St-Béat, de St-Bertrand et de Montrejeau et donnant pour population 37,866 âmes, nous avons compté 62 aliénés. Or ces cantons se composant de 153 communes habitées par 67,116 âmes, devraient donner 109 malades.

Les cantons d'Aurignac, de Boulogne, de Lisle-en-Dodon, de St-Gaudens, de St-Martory et de Salies, présentent 33 aliénés sur 26 communes et 29,494 habitants. Ces six cantons possèdent 121 communes et 76,867 habitants, ce qui ferait un total de 86 aliénés.

Ainsi, d'après ces calculs, le nombre d'aliénés de l'arrondissement de St-Gaudens serait de cent quatre vingt-quinze ou de un sur 738, tandis que dans le tableau des aliénés connus, la proportion est de un aliéné sur 1515 habitants.

Une circonstance qui vient ajouter à la probabilité de ces calculs, du moins quant aux cantons des montagnes, c'est qu'en comparant le nombre des malades qu'ils devraient donner au nombre que fournissent les populations de l'Ariége avec lesquelles les habitants de ces cantons présentent de si nombreuses analogies, on obtient les mêmes résultats. L'Ariége donne 403 aliénés sur 265,607 ames; or, 67,116 habitants des cantons pyrénéens de St-Gaudens doivent, d'après ces rapports, donner 102 malades. La différence avec le chiffre 109 que nous avons obtenu est si minime qu'il est permis de n'en pas tenir compte.

Nous avons peu d'observations à faire sur l'arrondissement de Muret. Ses habitants sont peu adonnés au commerce et à l'industrie, et l'on sait que les pays essentiellement agricoles sont ceux qui fournissent le moins d'aliénés. Cependant nous devons ajouter que des circonstances que nous indiquerons plus loin, nous font présumer que, toutes choses égales d'ailleurs, la folie doit être plus fréquente dans les communes avoisinant l'arrondissement de Toulouse que dans celles qui se rapprochent de celui de St-Gaudens. Quoi qu'il en soit, voici les résultats obtenus par nos calculs.

Dans 42 communes habitées par 55,406 ames on compte 54 aliénés. L'arrondissement se compose de 126 communes formant une population de 88,774. C'est donc 86 aliénés qu'il devrait fournir, ou 1 aliéné sur 1032 habitants, et dans notre précédent tableau, nous avons vu que ce rapport n'était que de 1 aliéné sur 1644 habitants.

Le nombre d'aliénés connus dans l'arrondissement de Villefranche est assez considérable pour qu'on pût, en le comparant au nombre d'aliénés qui existent en France, le considérer comme représentant le total absolu des aliénés de l'arrondissement. Cependant des circonstances fâcheuses que les populations de cet arrondissement partagent avec les populations de Toulouse et des environs, et que nous signalerons plus tard ; le commerce considérable de cette partie de la Haute-Garonne ; son voisinage du canal et partant les rapports fréquents de ses habitants avec des populations étrangères; son état de civilisation ; tous ces motifs nous font présumer qu'il renferme plus d'aliénés que ceux qui nous ont été déclarés. Aussi ferons-nous pour cet arrondissement les mêmes calculs que pour les deux précédents.

38 communes composées de 44,451 habitants donnent 65 aliénés; les 97 communes de l'arrondissement qui présentent une population de 63,553 habitants, donneront 93 aliénés, ou un aliéné sur 683 habitants.

Le voisinage des communes de l'arrondissement de Toulouse pourrait faire supposer, avec quelque raison, que la facilité des démarches à faire pour se débarrasser d'un aliéné est une cause du nombre qui s'en trouve déclaré. — Mais comme sur 80,875 habitants, disséminés dans 132 communes, 51,161 habitants appartenant à 50 communes ont seuls fourni 87 aliénés, il nous a paru difficile d'admettre qu'il n'y eût pas d'autres aliénés sur les 36,714 habitants restants. Aussi nous avons établi la proportion comme nous l'avons fait pour les trois autres arrondissements, ce qui nous a donné pour 4e terme 137 aliénés, ou 1 sur 590 habitants.

Ainsi, d'après nos calculs, il devrait exister dans le département 686 aliénés, répartis ainsi qu'il suit :

Saint-Gaudens. 195
Muret. 86
Villefranche. 93
Toulouse, ville comprise. 312

Si ces calculs étaient vrais, les rapports des aliénés avec la population seraient : 1 : 662.

Une seule circonstance pourrait infirmer la valeur de nos calculs, et quoique nous lui supposions une très faible importance, nous nous empressons de la signaler. Tous nos renseignements s'appliquent presque exclusivement aux communes les plus populeuses des arrondissements, et dès-lors on peut se demander si l'influence des passions ne doit pas être plus active chez les habitants de ces communes, et par conséquent si le nombre des aliénés ne doit pas être plus considérable parmi eux. Nous croyons ce fait incontestable, que plus une ville compte d'habitants, plus elle doit proportionnellement donner d'aliénés. Mais entre les communes de 1,500, 1,800 ou 2,000 ames, et celles qui n'ont que 500, 800 ou 1,000 habitants, y a-t-il de bien grandes différences dans l'étendue du commerce, l'activité de l'industrie, et dans tous les rapports intellectuels ou moraux capables de surexciter les passions des habitants? Évidemment, cette différence, si elle existe, doit être trop peu sensible pour qu'il soit permis d'en tenir compte.

Mais, quelque créance que l'on donne aux déductions qui précèdent, qu'on les adopte ou qu'on les révoque en doute, il n'en reste pas moins un fait grave à expliquer et qui très probablement aura frappé l'attention du lecteur. Toulouse et son arrondissement donnent à eux seuls plus de la moitié des malades inscrits dans le tableau des aliénés connus. Quelle cause peut-on assigner à ce résultat si défavorable, qui place Toulouse en tête des grandes villes de province dans leur classement, selon le nombre proportionnel des aliénés qu'elles fournissent.

Dans l'article aliénation du dictionnaire de médecine et de chirurgie pratiques, M. le docteur Foville, alors médecin en chef de l'asile départemental de la Seine-Inférieure, hasardait, en 1829, comme une simple conjecture, que la folie de plusieurs de ses malades pouvait dépendre d'une déformation du crâne produite pas l'habitude générale, dans la Normandie, d'entourer la tête des nouveaux-nés de ce que l'on appelle *un bandeau*. Depuis cette époque l'attention de M. Foville fut portée sur ce point; ses observations se multiplièrent chaque jour et acquirent une grande importance. Ce qui n'était que vraisemblable pour lui finit par devenir d'une évidence manifeste, et il remarqua que cette altération du crâne, lorsqu'elle est portée à un certain degré, se traduisait par des accidents graves, tels que des maux de tête, des troubles dans la circulation cérébrale, l'idiotie, l'épilepsie, etc.

Vers la fin de 1833, M. Foville soumit, dans une lettre, ses observations à M. Delaye, dont il inséra la réponse dans un mémoire publié dans les premiers jours de 1834, et dans laquelle on lit : « Beaucoup de personnes de ce pays ont la tête fort pointue, » non seulement parmi les aliénés, mais encore parmi les autres. » La manière dont on serre le crâne n'est peut-être pas étrangère » à cette disposition générale; en effet, on a l'habitude de mettre » sur la tête des enfants au moins deux coiffes, plus une pièce de » linge appelée bandeau. Ces deux coiffes compriment fortement » le crâne à l'aide de très longs rubans de fil qui font au moins

» trois fois le tour de la tête, ce qui fait en tout six tours qui, com-
» me je vous le dis, sont très serrés, au point qu'il n'est pas rare
» de voir des personnes qui ont une dépression marquée, un vrai
» sillon dans la circonférence de la tête et à la partie correspon-
» dante à cette pression. Cette disposition est fort tranchée sur
» plusieurs idiots et imbécilles de l'hospice des aliénés de Tou-
» louse. » (Déformation du crâne résultant de la méthode de cou-
vrir la tête des enfants, in-8°. — Paris, 1834).

Postérieurement à la publication du mémoire que nous venons de
citer, le successeur d'Esquirol, à Charenton, visita le Midi de la
France, séjourna quelques mois à Toulouse, et se convainquit, par
une observation directe, de la vérité des faits que lui avait transmis
M. Delaye. Voici ce qu'il dit dans un ouvrage qu'il vient de
publier.

« Cette déformation est très-sensible chez les habitants d'une des
» villes précédemment nommée, et, chose remarquable, les artistes
» de ce pays ont reproduit dans la plupart des figures des hommes
« illustres rassemblées dans une salle de leur hôtel de ville, la for-
» me caractéristique des crânes déformés.

» Cette observation que plusieurs personnes ont vérifiée, suffirait
» pour démontrer que la déformation du crâne n'est pas toujours un
» obstacle au plus parfait exercice des Facultés intellectuelles; et
» s'il était permis en pareille circonstance de citer des noms pro-
» pres, on verrait par d'autres exemples que quelques-unes des
» illustrations de notre époque portent des caractères évidents de
» cette déformation.

» Il n'est pas moins vrai que les fièvres cérébrales déciment l'en-
» fance, et que les aliénations mentales sont très-communes, aux
» autres époques de la vie, dans les contrées où la pratique que je
» signale est en vigueur.

» J'ai souvent entendu Esquirol manifester son étonnement du
» grand nombre de folies fournies par son pays natal. Or, le pays
» d'Esquirol est celui de toute la France où la déformation du crâne
» est la plus générale.

» Un chirurgien célèbre de Toulouse, M. le docteur Viguerie,
» a parfaitement reconnu cette vérité, dès que la première bro-
» chure que j'ai publiée sur ce sujet lui fut remise.

» M. le docteur Delaye était plus favorablement placé que per-
» sonne pour juger cette question, et il a reconnu dans son service
» d'hôpital et dans sa maison de santé des exemples nombreux de
» cette déformation, quelquefois portée au plus haut degré qu'elle
» puisse atteindre.

» M. le docteur Rigal, de Gaillac, a fait des remarques analo-
» gues dans son département.

» D'un autre côté, on ne trouve pas un seul crâne déformé parmi
» les habitants où tous les nouveaux-nés ont la tête couverte de
» bonnets arrêtés sous le menton. Le Béarn me semble à cet égard
» la province la plus favorisée de France; et, circonstance bien
» importante à signaler, le nombre des aliénés dans ce pays est sen-
» siblement moindre que dans ceux où la pratique contraire est
» adoptée. Ainsi, lorsque l'on compare le nombre des aliénés des
» asiles de Bayonne et de Pau à ceux de Toulouse et d'Albi on

» trouve qu'ils sont dans une proportion plus forte à Toulouse et
» à Albi qu'à Pau et qu'à Bayonne, et cependant la population
» des départements qui envoient leurs aliénés à Pau et à Bayonne
» donne un chiffre à peu près le même que celui des départements
» dont les malades d'aliénation mentale sont reçus à Toulouse et à
» Albi.

» Cette remarque n'implique nullement que toutes les têtes
» déformées à un degré quelconque conduisent nécessairement à
» l'aliénation mentale. Nous avons vu des exemples du contraire;
» elles y prédisposent seulement de la même manière que les dé-
» formations de la poitrine prédisposent aux maladies du cœur et
» des poumons, et cette prédisposition pour le crâne comme pour
» la poitrine, se trouve d'ordinaire en raison directe du degré de la
» déformation.

» Dans les degrés les plus prononcés, le cerveau se trouve telle-
» ment contrarié dans son développement, que les individus ainsi
» maltraités, s'ils ne sont emportés de très-bonne heure par quel-
» que maladie cérébrale aigue, deviennent nécessairement idiots,
» imbécilles ou épileptiques.

» Avec un degré moindre de déformation l'intelligence et les
» mouvement peuvent ne pas être altérés, mais sont toujours plus
» menacés de l'être. » (Traité complémentaire de l'anatomie, de
la physiologie et de la pathologie du système nerveux cerebro-
spinal, page 625. Paris, Fortin, Massan et Ce, 1844).

La déformation du crâne produite par l'usage du bandeau généralement adopté dans les arrondissements de Toulouse, de Villefranche et dans une grande partie de celui de Muret, telle est la
cause que nous n'hésitons pas à assigner au nombre effrayant d'a-
liénés que produisent ces circonscriptions de notre département. Et
si nous avons tant emprunté au savant médecin de Charenton, c'est
que la facilité de son exposition, l'autorité de son nom et de ceux
qu'il cite, nous ont paru devoir, mieux que nous ne l'eussions fait,
porter la conviction dans l'esprit de nos lecteurs. Mais pour dissi-
per les doutes qui pourraient subsister encore, nous allons donner des preuves d'un ordre différent en faveur de notre opinion.

Ainsi que nous l'avons déjà dit, Toulouse se trouve, Paris
excepté, la plus riche en aliénés des grandes villes de France. Après
Toulouse viennent Nantes et Rouen, qui donnent la première un
aliéné sur 443,83 habitants, et Rouen un aliéné sur 461 habitants.
Or, ces deux villes sont à un moindre degré, il est vrai, dans les
mêmes circonstances que Toulouse, relativement à l'usage du bandeau. Rouen a été le théâtre des premières observations de M. Foville; et M. le docteur Bouchet, qui cependant n'ajoute pas autant
d'importance que M. Foville à la déformation du crâne, écrivait en
1840, dans la statistique des aliénés de son département, que la
compression circulaire était, chez plusieurs d'entre eux, *assez considérable pour imprimer sa trace sur le crâne.* Quand nous visitâmes
l'asile de Nantes, en 1838, nous constatâmes la fréquence de cette
déformation, et nous en fîmes, à plusieurs reprises, l'observation à
M. Bouchet. Cette identité de l'usage du bandeau et du nombre
relatif des aliénés, qui place ces trois grandes villes dans une position presque exceptionnelle, n'est-elle pas saisissante et de nature

à convaincre de la justesse de l'opinion que nous venons d'émettre.

La forme du délire la plus commune à Toulouse est l'imbécillité. Cette forme se trouve notée 87 fois sur 230 malades, dans l'état semestriel adressé à M. le préfet le 1ᵉʳ juillet dernier. La proportion des imbécilles ou idiots aux aliénés est donc :: 1 : 2,66. A Nantes il existe 1 idiot sur 1,44 aliénés ; à Rouen, dans les admissions de 1835, les seules que nous ayons pu consulter , la proportion des imbécilles aux aliénés est à peu près la même qu'à Toulouse, c'est-à-dire :: 1 : 2,66. Or, l'idiotie est justement produite par une modification cérébrale acquise à la naissance ou dès les premières années de la vie. En un mot, pour me servir des termes d'*Esquirol*, *dans l'idiotie, les causes qui la produisent , mettant obstacle au développement des organes, l'intelligence ne peut se manifester.*

Dans les autres asiles on ne trouve pas à beaucoup près une proportion aussi considérable d'imbécilles, ainsi qu'on pourra s'en convaincre en jetant un coup d'œil sur le tableau suivant :

A Charenton il existe 1 idiot sur 155 aliénés.
A Bordeaux   —   1   —   17 —
A Bicêtre (1ʳᵉ division) — 1   —   16 —
A Montpellier   —   1   —   13 —
A Lyon.   —   1   —   11 —

A tous ces faits qui démontrent d'une manière si évidente l'influence pernicieuse de l'usage du bandeau, nous en ajouterons d'autre relatifs à la fréquence de l'épilepsie qui paraît être à Toulouse hors de toute proportion avec celle que l'on constate dans les autres villes de France. Indépendamment de 11 aliénés épileptiques, dont la folie a motivé l'admission, il existe à la Grave 97 épileptiques appartenant au département de la Haute-Garonne, ce qui donne un total de 108 malades classés ainsi qu'il suit :

	hommes	femmes	Totaux.
Toulouse (ville)	33	24	57
Arrondissement de Toulouse ,	18	20	38
— de Villefranche ,	3	2	5
— de Muret ,	1	4	5
— de Saint-Gaudens ,	1	2	3
	56	52	108

Nous ferons remarquer que dans ce classement les nombres sont encore défavorables à Toulouse et à son arrondissement., et que Saint-Gaudens ne contribue à ce contingent d'épileptiques que dans une très-faible proportion. Mais comme dans ce dernier arrondissement l'usage du bandeau n'est pas répandu , nous croyons devoir soustraire ses épileptiques, pour comparer le nombre de 105 qui restera aux aliénés existant à la Grave et appartenant à la Haute-Garonne. Cette comparaison donne 1 épileptique sur 2 aliénés. Or, voici les documents que nous avons sur le nombre proportionnel des épileptiques et des aliénés dans les autres asiles de France.

Bordeaux,	1 épileptique sur 44 aliénés.	
Lyon ,	1	25
Nancy,	1	14
Montpellier,	1	13
Chalons-sur-Marne ,	1 épileptique sur	9

Nous regrettons vivement que MM. Parchappe et Bouchet n'aient pas mentionné les épileptiques dans leur statistique des aliénés de Rouen et de Nantes. Mais nous pouvons suppléer à leur omission par le témoignage d'un homme d'une compétence incontestable. Lors de son inspection à l'asile de la Grave, il y a environ un mois, *M. Boué de Verdier*, chef de bureau des aliénés au ministère de l'intérieur, fut péniblement affecté du nombre des épileptiques, qui, d'après lui, ne se trouvait nulle part aussi élevé qu'à Toulouse. Lorsque M. Delaye prit son service à la Grave , cette proportion d'épileptiques le frappa également beaucoup. Quant à nous , dans aucun des asiles que nous avons visités, pas même à la Salpétrière , nous n'avons observé un nombre proportionnel d'épileptiques aussi considérable que celui que nous venons d'établir.

Nous croyons avoir donné des preuves suffisantes pour démontrer que l'usage du bandeau et la déformation du crâne qui en résulte , sont les seules causes prédisposantes auxquelles on puisse rattacher le grand nombre d'aliénés , d'idiots et d'épileptiques qui existent à Toulouse et dans les communes qui l'entourent. Si ces preuves n'étaient pas adoptées par nos lecteurs , aucun d'eux , sans doute , ne croira qu'il soit indifférent de déformer le crâne d'un enfant , et dans le doute , il devra user de toute son influence pour faire abolir cet usage, qu'on croirait emprunté aux Caraïbes ou aux sauvages des îles de la côte occidentale de l'Amérique du nord, chez lesquels on le retrouve.

Nous voudrions avoir fait partager nos convictions à tout le monde , mais c'est surtout aux médecins et aux ecclésiastiques que semblent confiés les soins d'une réforme si simple et si facile , et c'est à eux , dont les conseils dirigent tant de familles, que nous recommandons cette œuvre de philanthropie.

CARACTÈRES DU DÉLIRE.

HALLUCINATIONS.

Quelques personnes nous ont fait l'honneur de nous demander ce que c'est que la folie et quels sont les symptômes qui la caractérisent ?

Cette question toute facile qu'elle puisse paraître, présente, cependant, tant de difficultés, qu'on perdrait infailliblement son temps à vouloir la résoudre. Pour connaître la folie , il faudrait préalablement savoir ce que c'est que la raison. Les infructueux essais, tentés par les philosophes pour définir la raison et en tracer les limites, sont des preuves évidentes de la difficulté du sujet, et ce serait trop de prétentions à nous de chercher même à en délier les nœuds.

Contentons-nous, donc, de savoir que folie et raison sont deux mots exprimant des idées qu'un abîme immense sépare ; que dans une foule de cas, cet abîme nous est caché par les plus spécieuses apparences et à un point tel que tout signe différentiel nous échappe.

Les médecins qui ont voulu définir la folie n'ont donné que la contre-épreuve des systèmes philosophiques, ou puisé leurs couleurs dans le summum d'intensité de cet état maladif , dans ses formes les plus éloignées de la raison. Ainsi, une définition exacte de la folie n'est pas possible dans l'état actuel de la science, et quand on aura dit que *la folie est un désordre involontaire, continu ou périodique des facultés de l'intelligence , ou de la volonté ; ou leur privation accidentelle, totale ou partielle, soit avec exaltation, soit avec dépression du sentiment,* l'esprit ne sera pas plus satisfait.

Décrire les symptômes de la folie est encore une tâche au-dessus de nos forces. Esquirol disait, en parlant seulement d'une des formes de cette affection : *quel est celui qui pourrait se flatter d'avoir observé et de pouvoir décrire tous les symptômes de la manie, même dans un seul individu ?* Nul n'est capable, en effet, de saisir les nuances fugitives et multiples d'un délire général, ni d'approfondir les subtilités infinies d'un délire partiel. Ce sont donc de simples tableaux qu'il nous sera permis d'esquisser, et c'est ce que nous ferons, dans le triple but de témoigner notre bonne volonté aux personnes qui nous ont demandé la continuation de nos articles ; de développer chez nos lecteurs l'intérêt que portent nécessairement aux aliénés ceux qui les connaissent ; et, enfin, de contribuer à détruire les préjugés qui ont pesé si long-temps et qui pèsent encore sur ces malheureux, les plus dignes de commisération et de bienveillance de tous les malades.

Pour mettre de l'ordre dans nos descriptions, nous parlerons d'abord, des hallucinations, un des éléments les plus communs de la folie, celui qu'on peut retrouver dans toutes les variétés des aliénations mentales.

Les hallucinations consistent *en des sensations perçues par l'un des cinq organes des sens, alors que nul objet extérieur propre à les exciter n'est à la portée de ces organes.* Les hallucinés voient des fantômes, entendent des voix, sentent des odeurs, touchent des corps, perçoivent des saveurs, alors que rien de ce qui les entoure ne peut provoquer ces sensations. Les hallucinations sont très souvent multiples et confuses, ainsi que nous le verrons plus tard en parlant de la manie : plus rarement elles existent isolées et distinctes; dans ce dernier cas on peut les diviser en trois groupes principaux :

1° Les hallucinés ont pleine conscience du phénomène qu'ils éprouvent ; leur jugement rectifie la fausseté de leurs sensations ; ils les attribuent à une modification de la sensibilité.

2° Les hallucinés, sans subordonner leurs actes aux sollicitations des phénomènes qui les affectent, ne comprennent point qu'on puisse voir, entendre, sentir, toucher, goûter, sans impressions transmises du dehors.

3° Enfin, les hallucinés croient à la réalité de leurs sensations ; ils donnent une existence matérielle aux objets qu'ils voient, qu'ils entendent, qu'ils sentent, etc. Dans les cas les plus simples, ces hallucinés ne sont raisonnables que lorsque l'hallucination a cessé, tandis que lorsqu'elle vient à naître ils obéissent aveuglément à ses sollicitations, et présentent alors des signes non équivoques de folie.

Au premier groupe peut se rattacher le fait si connu de Pascal, qui, à la suite d'un accident essuyé au pont de Neuilly, fut constamment poursuivi par la vue d'un précipice ouvert à ses pieds. A ce fait nous ajouterons celui d'une femme de notre connaissance, que nos lecteurs comprendront mieux en lisant quelques fragments textuellement reproduits d'une lettre qu'elle écrivait à son médecin. Mme Blanche (1) fut fortement impressionnée le jour même de son mariage, par l'arrestation de son mari, à laquelle une méprise avait donné lieu, et depuis cette époque elle éprouva de singulières hallucinations de l'ouie qu'elle décrit ainsi : « J'entends presque cons-
» tamment une voix qui prodigue à tous les membres de ma fa-
» mille, à mon mari surtout, les épithètes les plus injurieuses dans
» le fonds et les plus grossières dans la forme. Cette voix prend
» toujours le timbre et les intonations d'une personne de notre in-
» timité. Lorsque je suis seule, elle me laisse des moments de
» répit, mais je vais dans le monde, elle me fait souffrir des tor-
» tures inimaginables. Au bal, par exemple, quand un inconnu
» m'adresse la parole, j'ai des peines infinies pour distinguer sa
» voix de celle qui s'acharne après moi. Toutes les deux sont telle-

_____

(1) Nous dirons une fois pour toutes, que les noms servant à désigner les malades sont toujours supposés.

» ment semblables, que la conviction seule de la bonne éducation
» de mon interlocuteur m'empêche de le fuir et de l'injurier. Si la
» personne avec laquelle je danse cesse de me parler, ma voix
» continue à m'adresser la parole, et alors je suis astreinte à re-
» garder fixement mon voisin, ce dont mes amis me font un cri-
» me..... Tant d'efforts pour cacher mon état et pour conserver,
» dans le monde, les règles les plus indispensables de la conve-
» nance me fatiguent au-delà des forces humaines, aussi je sens
» que ma raison succombera aux profondes préoccupations qui
» m'obsèdent..... »

Mᵐᵉ Blanche a caché sa pénible position à son mari et à sa mère
pendant plus d'un mois, et ce ne fut que, d'après les conseils et
l'insistance de son médecin, ami de la famille, qu'elle se décida à la
leur révéler. Mais tout le monde ignore son état, et ses nombreuses
préoccupations sont mises par les femmes de son intimité sur le
compte de prétendus chagrins domestiques.

L'histoire d'un ecclésiastique nous fournira un exemple des hallucinations du second groupe. M. Pierre, d'une intelligence culti-
vée, entendait des voix qui le menaçaient de le chasser de sa maison. Son médecin, M. Foville, cherchait, en lui rappelant ce qu'il
avait pu lire sur les erreurs de nos sensations, à lui inspirer des
doutes sur la réalité des injures et des menaces qu'il croyait entendre ; à toutes les objections de M. Foville, ce malheureux répondait : « Hé! Monsieur, je dois donc douter aussi de tout ce que
vous me dites, je dois douter que je vous vois, que je vous en-
» tends. »

Il est assez rare de voir des exemples d'hallucinés du troisième
groupe, sans que l'intelligence soit plus ou moins troublée en dehors des objets de leurs hallucinations. Nous en citerons un, cependant, emprunté aux leçons orales faites par M. Pariset, à la Salpetrière.

Un des généraux les plus connus de l'empire, s'étant laissé emporter par son courage dans un combat, se vit entouré d'un parti
ennemi, et ne parvint à sauver sa vie qu'après avoir couru de
grands dangers. L'impression qu'il reçut, alors, fut si forte, que
plus tard, monté sur un trône, ce général éprouva à certaines intervalles une hallucination des plus singulières. Tout à coup, au
milieu du silence du palais, la scène du combat se représentait à sa
vue, et alors on l'entendait pousser de grands cris, et se débattre,
avec effort, comme le ferait un homme attaqué. Cette fausse sensation d'une durée toujours très-courte, devint de plus en plus rare,
et s'affaiblit beaucoup par les progrès de l'âge.

Les trois groupes d'hallucinations que nous venons d'établir se
confondent bien souvent. Celles des deux premiers persistent rarement isolées. Souvent elles cessent après quelques mois; mais, en
général, elles contribuent à altérer plus profondément la raison de
l'halluciné, surtout si la faiblesse de son esprit ou une certaine tendance aux idées superstitieuses le prédisposent à la folie.

Ces variétés d'hallucination sont souvent primitives et paraissent préexister à tout autre désordre de l'intelligence. Dans d'autres circonstances, les symptômes de la folie succèdent si subitement à l'invasion de ces hallucinations qu'il est fort difficile de constater leur ordre d'origine. Presque jamais, d'ailleurs, elles n'affectent une marche continue : elles disparaissent, au contraire, et se reproduisent d'une manière irrégulière et à des intervalles variables de la journée.

Les hallucinations sont gaies et tristes, religieuses ou politiques, très-souvent érotiques; elles sont capables d'inspirer des sentiments de bienveillance ou d'armer d'un instrument homicide la main de l'insensé. Quelques exemples feront mieux comprendre les diverses formes de ces hallucinations.

« Je vis tout-à-coup, écrivait M Alexis, dont nous aurons souvent l'occasion de parler, s'ouvrir dans la muraille, à mes pieds, une petite porte secrète; il en sortit un homme marchant sur ses genoux et sur ses mains, que je reconnus pour être le type incarné du siècle présent, et qui depuis mon entrée dans ce caveau (une chambre de Charenton), occupait ma pensée, et que je sentais près de m'atteindre à chaque instant. A peine l'eus-je vu se redresser que j'entendis prononcer sa condamnation et le supplice qui lui est réservé; et ma bouche le répéta à haute voix. Le garde, qui m'entendit et ne voyait rien, fut tout interdit; je m'abandonnai à ses soins, et je sentais derrière moi l'homme que je ne voyais plus, et j'entendais le bruit de son gosier avalant mon sang que je lui livrais sans résistance. »

M. Alexis, décrivant une autre hallucination, s'exprime ainsi : « J'étouffais, et, dans un moment où je croyais être arrivé à ma dernière heure, je vis s'élever de dessus mon cœur, comme un paquet d'allumettes phosphoriques rouges, que quelqu'un placé au-dessus du plancher supérieur en aurait retiré précipitamment; puis le caveau s'éclaira d'une douce lumière mêlée de rose et de lilas très-tendre, et je sentis la délicieuse odeur de nard et la vie me revint entièrement. »

Une vie entière ne suffirait pas si l'on voulait décrire toutes les hallucinations éprouvées par les aliénés. Un père, dit Esquirol, immole son fils sur un bûcher pour obéir à la voix d'un ange qui lui ordonne d'imiter le sacrifice d'Abraham. Un vigneron cité par Pinel, voulant régénérer le monde par le baptême de sang, tue sa femme et ses enfants. Une mère fait périr son enfant, parce que une voix lui crie, *tue-le, tue-le, tu en feras un ange.* Quel que soit le caractère des hallucinations, les malades qui en sont affectés sont toujours dangereux. La moindre circonstance peut, en effet, faire changer ce caractère. Un homme d'habitude très-doux, entendait la voix de son père mort depuis quelques années. Un jour, passant près d'un de ses voisins qui avait été en procès avec son père, la voix lui dit : *cet homme m'a tué et celui qui tue mérite d'être tué.* Aussitôt, il s'élance sur le malheureux voisin qui n'échappa à la mort que parce qu'on vint le soustraire aux coups de l'insensé.

L'étude des hallucinations nous paraît trop attrayante pour que le lecteur ne nous pardonne pas d'aborder quelques détails , relatifs au mode de formation ou de naissance des hallucinations , et d'établir quelques rapports entre elles et certains états de l'âme compatibles avec la santé.

On peut à volonté produire une hallucination , en regardant attentivement pendant quelques instants le soleil ou son image dans une glace , et en reportant ensuite la vue dans l'obscurité. Un pareil phénomène s'observe quand on regarde fixement par une croisée très éclairée et qu'on se tourne ensuite vers la muraille. L'image de la croisée ne tarde pas à se dessiner sur la muraille.

Ce fait a été le point de départ de MM. Ferriar , Hibbert et Brewster , médecins anglais , pour montrer que les hallucinations ne sont autre chose que les idées ou les images de l'esprit rappelées. Déjà , M. Lélut , en France , avait défini l'hallucination , une transformation de la pensée en sensation. Voici deux faits propres à faire comprendre la valeur de ces deux définitions.

Une Anglaise en convalescence d'une longue maladie , se trouvait très-affaiblie. Elle était seule , au moment où un orage vint à éclater. L'Anglaise se mit à la croisée pour en contempler les effets, mais tout-à-coup l'idée de son père se présenta à son esprit, et son état de faiblesse ajoutant une énergie nouvelle à l'activité de son imagination , elle se persuada que son père avait péri. Pour vaincre ses terreurs , elle se rendit dans la pièce de l'appartement où il avait l'habitude de se tenir et fut très-surprise en entrant de voir son père assis à sa place ordinaire. S'étant approchée de lui et ayant voulu appuyer sa main sur son épaule , elle ne rencontra que le vide. Justement effrayée , elle se retira en se retournant vers son père qu'elle vit toujours dans la même position. Cette vision dura plus d'une demi-heure, et pendant cet espace de temps l'Anglaise qui était convaincue d'être abusée par une illusion , entra et sortit plusieurs fois pour examiner la disposition des objets et celle de la chaise sur laquelle elle avait vu son père.

Le mode d'origine de l'hallucination est ici bien manifeste. Il n'y a rien d'étonnant , d'après tout ce que l'on sait de l'influence de l'imagination, à voir un esprit vivement frappé d'un objet , reproduire, avec la plus grande vérité, son image. Le fait suivant est encore plus concluant ; il se rapporte à une malade que nous avons vue à la Salpétrière , et qu'un de nos amis , médecin-adjoint de cet asile , M. Baillarger, nous a , plus tard , montrée dans ses leçons cliniques.

Mme George, fille d'un ancien avocat au parlement, a essuyé des malheurs profonds qui l'ont conduite quatre fois en sept ans à la Salpétrière pour cause de folie. Guérie une quatrième fois , Mme George qui habitait le faubourg Saint-Antoine , sortait à peine de chez elle qu'un pot à fleurs tomba d'une croisée et la frappa à la tête. On la transporta sans connaissance à l'hôpital, annexe de l'Hôtel-Dieu , où elle fut huit jours environ à se remettre des accidents locaux produits par la chute du pot à fleurs, et d'une espèce de stupeur qui l'avait toujours empêchée de se rendre bien compte de ce qui se passait autour d'elle. De cet hôpital, elle fut envoyée à celui de la Salpétrière atteinte de folie, et en proie à une hallucination des plus bizarres.

Tout-à-coup il semblait à Mme George que le pot à fleurs tombait sur sa tête ; alors elle criait sous l'influence d'une douleur réelle, et à peine frappée elle entendait distinctement le bruit du pot se brisant sur le plancher. Cette hallucination qui se reproduisait, une vingtaine de fois par jour avec les mêmes circonstances, subit plus tard une modification assez singulière. L'hallucination du toucher cessa, tandis que celle de l'ouie conserva la même lucidité. En effet, avertie de la chute du pot, Mme George baissait brusquement et involontairement la tête, évitait le coup et entendait, comme auparavant, le bruit du pot qui se brisait à ses pieds.

Mme George avait des idées de grandeur, et croyait en outre à la métempsycose. On lui avait dit qu'un chat avait fait tomber le pot, et il n'en fallut pas davantage pour lui faire croire que le chat renfermait l'ame d'une dame morte depuis long-temps et qui avait été son ennemie. Malgré tant de causes défavorables, Mme George ne tarda pas à sortir encore une fois dans un état de guérison complète.

Il serait difficile de citer un fait plus concluant pour faire admettre que souvent les hallucinations ne sont que la reproduction spontanée d'une sensation vive antérieure, mais la définition de M. Lelut n'est pas moins vraie dans d'autres circonstances, et surtout chez la malade que nous avons encore vue à la Salpétrière avec M. Baillarger.

Mme Gabriel entend presque toute la journée la voix du préfet de police, avec lequel elle a de longues conversations, et joue souvent avec lui à pair ou impair. Pour cela, elle prend au hasard dans sa poche quelques pièces de monnaie, et tenant sa main fermée, elle attend que la voix du préfet de police dise pair ou impair. Puis elle vérifie le nombre de pièces qu'elle a dans sa main, en ayant le soin de compter les sommes qu'elle perd ou qu'elle gagne.

Lorsque Mme Gabriel commença à jouer ainsi avec le préfet, elle perdait toujours, parce qu'elle connaissait le nombre de pièces qu'elle tenait dans sa main et qu'elle ne les prenait pas au hasard comme elle le fit depuis. Pour jouer à chances égales, il fallut qu'elle prît un nombre de pièces qu'elle-même ignorait, et alors la voix du préfet disait tantôt juste, et tantôt se trompait.

Ainsi, Mme Gabriel jouait avec elle-même, car la voix du préfet de police ne répétait que la pensée même de la malade, qui n'ayant plus conscience de quelques-unes de ses idées, les attribuait à la voix du préfet de police. Tous les jours on voit dans les asiles, des malades qui se plaignent qu'on répète tout haut leurs pensées, et qui déplorent le malheur dans lequel ils se trouvent de ne pouvoir rien cacher. Ces malades expliquent à leur insu la nature des hallucinations par la transformation des pensées en sensation.

Nous terminerons cet article par quelques rapprochements, que sans doute le lecteur a lui-même établis entre les rêves et les hallucinations qui ne sont pas liées à un autre désordre de l'intelligence.

Entre ces deux états , les analogies sont plus nombreuses que les différences ; ce qui les distingue , c'est que :

1° Dans les rêves , les idées s'associent , sans que la volonté puisse intervenir pour en varier les séries ou les arrêter à son gré ;

2° Les conceptions du rêve sont considérées comme ayant une existence réelle et actuelle ; cette croyance n'est pas corrigée , par la comparaison que, dans l'état de veille , l'esprit peut faire des conceptions avec les faits et les choses du monde extérieur.

Chez les hallucinés atteints de folie , le raisonnement est en défaut , les impressions fausses ne peuvent être corrigées et leur persistance tend , au contraire , à aggraver les désordres de l'intelligence.

Un homme que l'on s'étonnera de nous voir citer et qui fut plus qu'un grand romancier , Walter-Scott, a fait preuve dans tous ses écrits de connaissances pratiques sur la folie. Victime lui-même de fréquentes hallucinations , il dut les étudier avec soin. Aussi dans son antiquaire (tome 1, p. 189) les différencie-t-il des rêves de la manière la plus vraie et la plus heureuse : « Quant aux rêves, dit-il , pourquoi ne les regarderions-nous pas comme des erreurs de l'imagination , lorsque la raison laisse tomber les rênes ? Je ne vois pas de différence entre eux et les hallucinations de la folie. Les chevaux sans guides, entraînent le char dans les deux cas ; seulement dans l'un le cocher est ivre , dans l'autre il sommeille. »

DES ILLUSIONS DES ALIÉNÉS.

Dans notre dernier article, nous avons vu que les hallucinations consistent en des sensations que nul objet extérieur ne provoque et qui se manifestent sans aucune participation des organes des sens (1). Aujourdhui nous nous occuperons d'un élément de la folie presque aussi commun que le précédent, dont il [ne diffère que parce qu'il a besoin, pour se produire, de l'intervention des organes des sens et des objets propres à les exciter. Cet élément, connu sous le nom d'*illusions des aliénés*, pourrait peut-être se définir : *un défaut de justesse entre la conscience et une sensation appréciable pour tous.* Un exemple est nécessaire pour faire mieux comprendre ce qui distingue les hallucinations des illusions.

Deux aliénés entendent des paroles injurieuses, le premier, alors que tout est resté silencieux autour de lui, le second après qu'un son a réellement été produit; l'un est halluciné, car n'ayant pu rien entendre venant du dehors, c'est dans son cerveau malade que la voix a pris naissance. L'autre est victime d'une illusion, puisque sans le bruit qu'il a entendu, sa pensée ne se serait pas convertie en sensation : tandis que la folie du premier pourra être méconnue, celle du second ne sera contestée par personne, chacun pouvant dire de lui, que le son qui a frappé son oreille et qu'il interprète n'a pas le sens qu'il lui donne.

———————

(1) Pour compléter ce que nous avons dit dans notre précédent article, nous croyons devoir citer deux faits d'hallucination de la sensibilité générale, que M. Delaye a l'obligeance de nous communiquer et dont on ne trouve aucun exemple dans les auteurs. M. Jean était maigre et très-faible de constitution et cependant il se sentait grossir tous les jours : «Voyez comme je deviens gros, disait-il, mes habits vont bientôt être trop étroits pour moi », et comme on exprimait des doutes sur ses prétentions, M. Jean répondait avec un mouvement d'humeur : « Comment, vous ne voyez pas que je grossis à vue d'œil ? tenez, prenez la mesure de mon corps, et dans quelques minutes vous verrez combien j'ai augmenté de volume !» Le second malade se sentait grandir d'une manière subite : «Regardez, disait-il, la distance qui sépare ma tête du plafond, bientôt je ne pourrai plus me tenir debout dans cette pièce et je serai forcé de la quitter. » Ce malade, de même que M. Jean, ne comprenait pas qu'on pût nier l'évidence de sa prodigieuse et instantanée croissance.

Les illusions sont très fréquentes dans l'état de santé, mais la raison les rectifie. Une tour carrée, vue de loin, paraît ronde ; les arbres marchent, le rivage fuit devant celui qu'une voiture ou un bateau entraînent avec une certaine vitesse. Pour rectifier ces erreurs, l'homme sain d'esprit n'a besoin que de l'habitude qu'il a acquise, à laquelle la simple réflexion, un peu d'attention, pour raient d'ailleurs suppléer.

Un état anormal du cerveau ou une forte préoccupation sont toujours nécessaires pour provoquer les illusions. M. Simon n'a qu'une idée fixe, qu'on le brûle ; il ne voit qu'un corps, le feu. Si on lui parle de trop près, il se drappe avec le manteau qu'il porte en tout temps et garantit sa figure avec son mouchoir, parce qu'on le brûle ; si malgré l'avertissement qu'il a donné on persiste à s'approcher de lui, on l'entend s'écrier avec un accent de vive inquiétude : «*Retire-toi, on me brûle.* » La moindre tache d'huile ou de graisse dans son linge de table le brûle ; le soir, dans son lit, il couvre sa tête de son drap, en ayant le soin de ne jamais s'étendre, parce qu'on le brûle ; avant de se coucher il ne manque jamais de mettre un caillloux à chacun des angles de son lit, pour neutraliser, autant que possible, les effets du feu ; enfin tous les actes de M. Simon, toutes ses pensées se lient à cette idée qu'on le brûle, et chaque moment de la vie n'est pour lui qu'un moment de souffrance.

Or, un soir, par un magnifique coucher du soleil, nous nous promenions ensemble, convenablement distancés, lorsque tout-à-coup ce malheureux fut pris d'une vive anxiété que trahissait sa figure décomposée, sa démarche précipitée et sans but, et qu'il motivait par ces paroles : « *On me brûle, on me brûle, à l'assassin, au secours*, etc. » Cet état de frayeur et d'agitation, quoique nouveau, fut loin de nous surprendre, et bien que le malade n'eût pas assez de liberté d'esprit pour nous indiquer la cause de cette illusion, ses regards et son attention, dirigés vers un bâtiment voisin, nous firent remarquer les rayons du soleil qui se réfléchissaient sur les vitres d'une grand croisée dépendante de ce bâtiment. Chez M. Simon la sensation n'est pas arrivée vitre réfléchissant le soleil à sa conscience, elle est arrivée *feu*. Pourquoi ? c'est qu'entre cette vitre et sa conscience existait l'idée fixe du feu, à travers laquelle toutes les perceptions, même les plus étranges, se dénaturent en passant, deviennent feu et arrivent feu à sa conscience.

Les illusions naissent des sensations externes et des sensations internes.

Les premières, dont nous nous occuperons d'abord, ne sont pas rares chez les hommes en santé ; elles sont fréquentes chez les fous. Les plus communes sont celles de la vue, différentes, sous ce rapport, des hallucinations qui semblent affecter le sens de l'ouie plus souvent que les autres sens.

Quelquefois ces illusions sont favorisées par un certain arrangement des objets qui les provoquent, par une répartition particulière de l'ombre et de la lumière. Dans ces cas, la moindre préoccupation d'esprit suffit pour que l'illusion se produise. Walter-Scot venait de lire les détails de la mort de l'illustre Byron , et vivement excité par cette lecture, il vit devant lui, en entrant dans la salle à manger, l'image de son ami mort. Il s'arrêta un instant pour admirer le soin minutieux avec lequel son imagination avait reproduit dans leur originalité, l'habillement et la pose du poète ; puis , s'avançant plus près, il reconnut que cette vision était due à l'agencement bizarre d'une draperie étendue sur un écran (*Patterson*).

Esquirol cite un malade qui frappait continuellement avec sa canne, sur les meubles de son appartement , et même d'un salon où il y avait plusieurs personnes. L'ombre produite par le malade passant entre les meubles et la lumière était prise , par lui, pour des rats , et alors il frappait afin de les chasser. Plus il marchait vite , plus les effets de lumière étaient rapides , et plus il croyait le nombre de rats considérable.

Dans le plus grand nombre de cas, aucune de ces conditions ne paraît nécessaire pour que les illusions se manifestent : une jeune dame prenait les nuages qu'elle apercevait pour des ballons montés par Garnerin. Constamment aux croisées de sa chambre , elle appelait à grands cris : *Garnerin, Garnerin, viens me chercher*.

Quelques aliénés ne peuvent ni lire ni écrire , quoique l'état de leur intelligence le leur permît. Les uns voient les lettres chevaucher les unes sur les autres ; un certain nombre prétendent qu'elles se meuvent, comme si elles voulaient s'élancer du papier. Mlle Amélie , qui aimait beaucoup la lecture, fut obligée de la suspendre pendant trois mois de son séjour à Charenton , parce que les lettres lui paraissaient jaunes et disposées sur trois rangs.

Tous les asiles d'aliénés abondent de malades dont les poches , les paillasses , les cheminées de leur chambre sont remplies de cailloux, de colimaçons , de débris de verre ou de poterie , de mauvais boutons qu'ils prennent pour des diamants , des pierres précieuses , de l'or, et qu'ils offrent aux domestiques pour les disposer à favoriser leur sortie ou qu'ils distribuent par munificence et par libéralité.

De cette classe de malades on doit rapprocher ceux non moins nombreux qui croient voir des personnes de leur connaissance, amies ou ennemies, dans leurs compagnons d'infortune. M. Horace, d'opinion légitimiste très exaltée, fut reçu dans un établissement d'aliénés pour cause de folie. Dès le premier jour de son entrée , il donna le nom d'un grand personnage à chaque malade de sa division. L'un d'eux était Louis-Philippe, première cause de sa séquestration , qui venait l'espionner et le narguer ; un autre , le maréchal Soult , etc... « *Tous ces messieurs* , disait-il , *simulent la folie, mais ils ont beau se déguiser, je les reconnais parfaitement bien.* » Circonstance importante à noter, quoique assez habituelle, c'est que M. Horace , qui connaissait toutes les personnes dont il parlait , choisissait pour ses comparaisons des malades que leur stature, leur physionomie , leur état de folie avancée devaient le plus éloigner de son esprit.

Mme Geneviève, actuellement à la Grave, prend M. Delaye et un des aumôniers de l'hospice pour son mari. Mon mari, dit-elle, vient tantôt vêtu en laïque, tantôt en prêtre. Or, son mari est mort, et ne ressemblait en aucune manière ni à M. Delaye, ni à l'aumô-

nier. Toutes les autres personnes approchant Mme Geneviève sont
prétendues de sa connaissance ou sont accusées d'avoir pris de fausses ressemblances. Elle témoigne peu de bienveillance à ces der-
nières. « *Eloignez-vous*, dit-elle, avec plus ou moins de colère,
vous n'êtes qu'une fausse ressemblance. » dernièrement cette malade,
avait accroché à autant de clous, trois pierres informes qu'elle
prenait pour des portraits de son mari.

Les aliénés en proie à des illusions, de même que les hallucinés,
partent de ces fausses sensations pour établir leurs systèmes, ou si
l'on ne veut pas profaner ce mot, leurs utopies. Un officier supérieur
qui avait servi avec distinction dans l'armée de terre et dans la marine, M. Paul, passe sa vie à lire dans les nuages les ordres que
Dieu lui transmet. Ce malade, qu'un costume original, un extérieur
plein de noblesse et de distinction signalent à l'attention de tous
ceux qui visitent la maison royale de Charenton, nous remit un
jour un manuscrit que nous ouvrons presque au hasard et où nous
lisons : « Dieu venant à cet instant, 15 avril 1835, à six heures du
matin, de me révéler par la miraculeuse figure du haut du front,
emblème de l'esprit d'impureté que l'effroyable complot du brû-
lement, de l'incendie, de l'égorgement de la ville de Paris, allait
être exécuté par l'effroyable ante-Christ, le grand dragon roux,
Louis XVIII parfaitement semblable en forme de soupière. Avec
deux boules et deux cornes à flèches, emblèmes des pieux et flèches
en fer dont on se sert dans les empires et états mahométans pour
empaller. » M. Paul, qui dessine tous les nuages avec le plus grand
soin, les invoque comme autant de témoignages de sa haute destinée. « Je suis, dit-il, le nouveau messie envoyé dans ce monde
» pour chasser les faux ministres de Dieu et les rois de la terre, tous
» ligués contre lui ; je suis venu pour réformer les abus et expli-
» quer l'apocalypse, ainsi qu'il est écrit dans l'apocalypse lui-mê-
» me, c. XXII, v. 10, 15, 16, et dans les saintes prophéties des
» saints prophètes, Ezéchiel, c. XLVII, et Zacharie, c. XIII. »

Les illusions de l'ouïe, du tact, du goût et de l'odorat ne sont
pas moins curieuses que les autres.

Mlle Agathe n'entends jamais le cloches sans frémir : elles lui
reprochent, dit-elle, en l'injuriant, un crime qu'elle a commis. Ce
crime, sur les circonstances duquel elle s'étend très-longuement,
consiste à avoir maudit les cloches de Notre-Dame de Paris un jour
où souffrant de la tête, on les sonnait à grand carrillon pour annoncer
la fête de Paques.

Une malade à laquelle Esquirol avait prescrit *un remède* trouva
la seringue si lourde qu'elle la crut remplie de mercure ; elle se
persuada qu'on voulait faire un baromètre de son corps.

Mme Stéphanie accusait tous ses amis de sentir le cuir neuf. Les
fleurs qu'on lui donnait ou qu'elle cueillait elle-même respiraient
toutes la même odeur. C'était son mari qui, selon elle, prenait
plaisir à empoisonner ainsi ce qu'elle aimait le plus au monde.
Cette malheureuse n'avait de repos que lorsqu'elle était seule et
isolée de tout corps odorant. Si quelqu'un venait la voir, elle bou-
chait son nez avec de gros tampons de coton en rame.

. Enfin , il est extrêmement commun de voir des aliénés refuser leurs aliments , se laisser, même, mourir de faim parce qu'ils ont mauvais goût et croire pour ce motif qu'on les a mêlés à des poisons.

En général, toutes les illusions que nous venons de passer en revue sont le résultat d'une affection locale , momentanée ou persistante des organes des sens. Il suffit, quelquefois, de combattre cette maladie pour mettre un terme aux illusions. Dans tous les cas , les illusions cessent quand on soustrait les organes des sens à l'action des agens propres à les exciter. C'est pour obtenir ce but que l'on voit tant de malades ne parler que les yeux fermés , tant d'autres qui bouchent leurs oreilles , leur nez, en employant à cette fin des substances souvent nuisibles et qui donnent naissance à de très-graves accidents.

Les illusions qui naissent à la suite des sensations internes ne sont ni moins variées , ni moins bizarres dans leurs manifestations que les précédentes. Celles qui s'éloignent le moins de la raison , s'observent chez les hypocondriaques , malades qui s'exagèrent eux-mêmes l'intensité de leurs souffrances , et la gravité de leur mal qu'ils attribuent à des causes graves , plus ou moins singulières , qui rarement néanmoins répugnent à la raison.

Les passions que nous avons vu exercer leur influence , comme source des illusions externes , concourent dans celles-ci également à modifier les impressions des aliénés. Mais tandis qu'une illusion externe peut se produire sans que les organes soient en souffrance , par le seul fait d'une préoccupation d'esprit , les illusions internes dépendent toujours d'un désordre fonctionnel , ou d'une altération morbide d'un ou de plusieurs organes du corps.

Les illusions internes , quoique très distinctement et tres nettement perçues par les aliénés, ne sont pas toujours aussi simples que les précédentes. Très souvent , en effet , elles semblent se combiner, se confondre avec les hallucinations. Nous ne connaissons aucun fait évident de sensations internes qui aient provoqué une illusion des organes de la vue. Mais ce sens excepté , tous les autres participent souvent à la fausse sensation.

. Les sensations internes réagissant sur l'organe de l'ouie pour produire une illusion , sont extrêmement nombreuses. Un jeune médecin de Toulouse , M. Laforgue , qu'une heureuse organisation a rendu presque spécial dans toutes les branches de la médecine , a publié l'histoire intéressante à plusieurs titres d'un malade atteint d'une affection fonctionnelle du cœur , qu'une voix partant de cet organe dirigeait dans toutes les actions et qui , entre autres choses , lui défendait de manger. Nous avons vu à Charenton une vieille fille , Mlle Sophie , qui sentait une chienne dans son ventre ; cette chienne ayant mis bas , ses petits ne tardèrent pas à unir leurs aboiements à ceux de la mère, ce qui tourmentait horriblement la malade et provoquait toujours chez elle un état de violente colère contre un prêtre , prétendue cause de son malheur.

Le malade de M. Laforgue désignait son cœur comme point de départ de la voix , Mlle Sophie analysait encore mieux sa fausse sensation. D'abord, elle distinguait parfaitement bien ses souffrances d'estomac, des tourments que les aboiements des chiens lui faisaient éprouver ; mais en outre elle disait que les chiens étaient au nombre de quatre, aboyant tous dans une direction différente qui correspondait toujours à un organe important de l'abdomen. Cette précision de la part des malades, ce genre d'illusions, n'est pas toujours aussi grande. Pour la plupart d'entre eux, le phénomène physique de la douleur est totalement remplacé par le phénomène de la fausse sensation. Pour eux, il n'existe plus d'organes souffrants, mais des êtres enfantés par leur imagination en délire.

Mme Louise, d'un caractère extrêmement impressionnable était enceinte de six mois, lorsque dans les premiers jours de 1835, elle eut la malheureuse idée d'aller voir jouer à l'Ambigu, le drame, alors en vogue, du *Juif Errant*. Cette pièce l'émut très-vivement, et pendant qu'elle témoignait à son mari son regret de l'avoir vue jouer, elle reçut un violent coup de poing sur son ventre, de la part d'un jeune homme qui s'était mépris. Transportée chez elle, un délire des plus singuliers se déclara quelques heures après son accident. Le lendemain, Mme Louise conduite à Charenton, prétendait avoir le juif errant dans son ventre, il y était entré violemment après avoir tué son enfant et elle l'entendait lui dire que toute sa vie elle serait malheureuse. Jamais Mme Louise, qui a été souvent malade dans son lit, ne s'est plainte de ressentir de douleur, le juif errant et la croyance qu'elle devait être éternellement malheureuse, telle était la seule cause de ses bien justes lamentations.

Quelquefois, quand la douleur s'exaspère, les malades traduisent cette sensation par le récit d'un nouvel incident survenu dans les scènes qui se passent habituellement dans leur corps. *La mère de l'église*, aliénée de la Salpêtrière qu'on désignait ainsi à cause des sujets religieux qui faisaient toujours l'objet de ses conversations, croyait avoir dans son ventre tous les personnages du Nouveau et souvent de l'Ancien-Testament. Lorsque les souffrances du mal qui provoquait les illusions étaient tolérables, c'étaient de simples conciles de papes et d'évêques que l'on tenait dans son ventre. Si ses souffrances s'exaspéraient un peu, il y avait alors dissension entre les tenants du concile, et la malade disait alors : « Quand fera- » t-on la paix de l'église ? je n'y puis plus tenir ! » A un degré plus avancé de douleur, c'était une sensation autrement bizarre qu'elle accusait : « Aujourd'hui, l'on fait le crucifiement de Jésus-Christ, » j'entends les coups de marteaux qu'on donne pour enfoncer les » clous. »

Quelques aliénés ont la sensibilité de la peau complètement abolie, dans une partie du corps ou dans sa totalité. C'est en vain qu'on les pince, qu'on les tiraille, qu'on les brûle à leur insu ou autrement ; ils ne sentent rien. Dans ces cas, si des illusions se manifestent, les malades perdent, en général, la conscience de leur personnalité. Quelques-uns se sont crus de verre ; d'autres de fer. Nous avons connu à Montpellier, un malade qui prétendait être en or.

Mme Mélanie, que nous avons long-temps eu l'occasion d'observer, et que M. Delaye a rappelée à notre mémoire, prenait la moitié

de son corps, atteinte de paralysie, pour une autre personne. A
table, elle se tournait souvent de son côté paralysé en demandant :
« Aime-t-on cela ? tant mieux, on l'aime aussi ! » D'autrefois,
Mme Mélanie interrompait sa conversation en se fâchant et en disant à sa moitié du corps : « Mon Dieu, madame, que vous êtes
ennuyeuse et gênante ! »

Le père Lambert, cité par M. Foville, et que nous avons vu à
Rouen, se croit mort depuis la bataille d'Austerlitz à laquelle il a as-
sisté et reçu une blessure. Il ne sent plus ne reconnaît plus son corps,
et quand on lui demande des nouvelles de sa santé, il a l'habitude de
répondre : « Vous demandez des nouvelles du père Lambert, mais
» le père Lambert n'y est plus; il a été emporté d'un boulet de ca-
» non à la bataille d'Austerlitz. Ce que vous voyez n'est qu'une ma-
» chine qu'ils ont faite à sa ressemblance et qui est bien mal faite;
» faites en donc une autre.» Nous devons un fait à peu près semblable à l'obligeance d'un ami, M. Alibert, médecin à Castelnaudary,
qui dans son désir d'être à la hauteur de toutes les questions de la
science, s'est occupé avec distinction de l'étude des maladies mentales sous les auspices du savant médecin de l'asile du Mans, M.
Etoc Demazy. C'est un sergent qui croit avoir laissé son corps sur le
champ de bataille de Waterloo et qui prétend n'être plus qu'une
ombre.

Nous terminerons cet article par la citation de quelques passages
qu'une malade, Mme Constance, nous adressait et qui décrivent un
état assez difficile à analyser, à cause de la combinaison qui existe
entre les deux éléments du délire, hallucinations et illusions.

« Cette nuit, j'ai beaucoup souffert du sang lépreux qui me
décolait les narines et me détériorait les organes intérieurs du
nez. Je voulais m'endormir et j'étais heureuse à l'idée seule d'un
bon sommeil, mais la physique a commencé à jouer et me faire
horriblement souffrir sur le côté droit de mon front. En même
temps je me suis sentie transportée à travers Paris, toute nue et
par un froid mortel, très-haut dans les airs, d'où je suis tombée
tout-à-coup dans des caveaux que j'affirme être ceux de St-Denis.
J'étais très-éveillée et j'ai reconnu Mme G. H. qui, pendant la
route, employait la physique, aidée par l'infâme C... pour verser
de l'huile bouillante sur le côté droit de mon front et dans mes
entrailles, et pour répandre sur mon corps un froid glacial. J'étais
morte d'*extractions*, et dans ce moment Mme G. H. et C. se sont
évanouis pour prendre la figure d'une paysanne, dont la bouche
était garnie de grandes dents et se trouvait contradictoire avec la
ligne de mon visage.

Cette fille faisait aussi de la physique car elle n'a rien dit et s'est
empressée de me faire mal au cœur, de me donner des sueurs froi-
des, des éborgnements, des surdités, des frissons, des absences
d'idées, des apparitions de souvenirs, sensations pénibles ou agréables, rapides comme l'éclair et dont je ne puis me rendre compte. »

Dans un prochain article, nous parlerons d'un autre élément
de délire, des idées fausses, indépendantes des hallucinations et des
illusions.

DES IDÉES FAUSSES.

Il ne suffit pas d'émettre des idées fausses, même étranges pour être rangé parmi les aliénés. A ce compte, plus d'un savant, plus d'un philosophe mériteraient une épithète que personne, nous surtout, n'oserait leur donner. Chaque jour nous entendons émettre dans le monde des idées creuses, ridicules, sans qu'il nous vienne à l'esprit de taxer de folie ceux qui les ont conçues. Mais, cette vérité une fois acquise, il n'est pas moins vrai d'ajouter qu'il n'est pas aussi facile qu'on pourrait le supposer de distinguer, par leur nature même, une idée folle, d'une idée raisonnable. Si dans quelques circonstances, l'erreur des aliénés saute aux yeux, si elle porte sur des choses dont la réalisation est impossible ; dans d'autres circonstances les idées folles des malades se présentent sous des apparences tellement spécieuses, qu'elles peuvent être méconnues par beaucoup de personnes, et que pour avoir le droit de les condamner il est indispensable d'apprécier certaines conditions, seules capables de caractériser le délire.

N'oublions pas, d'ailleurs, que juger une idée d'après son caractère, quelque absurde qu'il soit, nous entraînerait à des conséquences évidemment erronées. Avec les mêmes idées un homme pourrait être considéré comme sage ou comme fou, selon le temps dans lequel il vivra, les croyances et le degré d'instruction des personnes qui l'entoureront. Les hommes les plus considérables de l'antiquité ont ajouté une créance absolue aux augures ; les sectaires de Brahma, dans l'Inde, croient plaire à leur divinité et aller au ciel en ne faisant leur barbe que d'un seul côté, en exécutant quelques pirouettes en l'air accrochés par l'omoplate ; or , si de nos jours Cicéron qui fut augure lui-même, venait dans une assemblée publique, baser son opinion sur les découvertes qu'il aurait faites dans les entrailles des victimes, sa famille, et à défaut l'autorité, l'auraient bientôt envoyé dans une maison de fous. Le sort d'un malheureux imitant les brahmines ne serait ni moins douteux, ni moins juste que celui qu'on ferait à Cicéron. Ainsi, pour qu'une idée soit folle, il faut qu'elle soit en opposition avec celles qui sont admises généralement dans le temps auquel on vit ; il faut, en outre, qu'elle ait une fixité qui résiste à l'exemple et à la persuasion, et enfin qu'elle soit émise avec cette forme, particulière aux aliénés, que nous signalerons dans le cours de cet article.

Pour rester fidèle au plan jusqu'ici adopté, nous parlerons d'abord des idées qui s'éloignent le moins de la raison, dont la fausseté n'est pas manifeste et que les aliénés appuient sur des arguments spécieux. C'est aux malades, victimes de ce genre d'idées, que peuvent s'appliquer, avec la plus grande justesse, les réflexions faites par Locke dans son Essai philosophique concernant l'entendement humain : « *Il ne me paraît pas*, dit-il , *que ces derniers aient perdu la faculté de raisonner ; mais ayant joint mal à propos de certaines idées, ils se trompent de la même manière que ceux qui raisonnent juste sur de faux principes. Après avoir converti leurs propres fantaisies en réalité par la force de leur imagination, ils en tirent des conclusions raisonnables. »*

A l'époque de l'assassinat du duc de Berry, M. Auguste, très dévoué à la dynastie régnante, attribua ce crime à une conspiration dont le but devait amener la destruction totale de la famille ; il dénonça des personnes très haut placées dans la hiérarchie sociale, contre lesquelles, malgré les investigations les plus minutieuses, la justice ne put exercer aucune poursuite. L'inaction du pouvoir indigna M. Auguste, et, comme conséquence de son idée première, il accusa les autorités administratives et judiciaires de s'entendre avec les conjurés. Il écrivit des lettres au roi, aux ministres, aux présidents des deux chambres, aux membres des cours royales, aux procureurs généraux, en un mot, à tous ceux qu'il croyait devoir éclairer sur les dangers de la patrie. Cette conduite dura fort long-temps, mais comme le silence, les prières, les menaces tour-à-tour employés ne purent y mettre aucun terme, M. Auguste, sur l'avis d'un conseil de famille, fut envoyé à Charenton. Son isolement fut considéré comme un nouveau crime de ceux qu'il avait dénoncés, et lorsque, vingt ans plus tard, nous avons vu M. Auguste, il conservait encore les mêmes idées et la même exaltation politiques. Son séjour à Charenton, loin de faire cesser ses plaintes, ne fit qu'en accroître le nombre et l'énergie. Dans une pétition qu'il écrivit au président de la chambre des pairs, on lit : « *La haine de la vertu les excite à la frénésie ; des bourreaux calomniateurs m'ont livré à d'autres bourreaux ; des monstres qui n'oseraient soutenir les regards de la justice peuvent me dénoncer, me jouer avec impunité, me détruire dans le silence du crime. Ils ont voulu, ils veulent le désordre et la confusion. Ils ont l'air de plaisanter lorsqu'ils outragent les lois divines et humaines, lorsqu'ils insultent à la France entière.* »

Évidemment rien, dans tout ce qui précède, considéré isolément, ne démontre un état de folie. Si vous reprochez à M. Auguste son état d'exaltation, il répondra que les injustices dont il est la victime ne lui permettent pas de rester calme, et qu'on ne doit pas exiger du sang-froid de la part d'un homme incarcéré pour avoir servi son roi et son pays. Et cependant rendre M. Auguste à la liberté, c'est exposer tous les agents de l'autorité à ses poursuites, c'est vouloir lui faire perdre à des tentatives de procédure, son temps, sa santé et sa fortune. Il obsédera, il injuriera tous ceux dont il réclame ce qu'il appelle justice, et se fera enfermer de nouveau pour n'avoir pu vivre avec les gens raisonnables.

Nous ne pensons pas qu'on puisse élever des doutes sur le délire de M. Auguste, que les médecins les plus célèbres de Paris ont tous déclaré fou. Nous ajouterons, néanmoins, afin d'atténuer la pénible impression qu'un pareil isolement pourrait produire sur l'esprit de nos lecteurs, de ceux surtout qui ont pu accepter comme possibles les suppositions que M. Eugène Sue a prêtées dans le Juif-Errant à son fantastique docteur Baleinier, qu'à l'époque où nous étions près de

M. Auguste, à Charenton, il prenait les cailloux pour des pierres précieuses et des objets d'art et d'antiquité.

Les malades du genre de M. Auguste ne sont pas rares ; tout le monde connaît à Paris un homme qui dépense son temps et sa fortune en mémoires, dénonciations, exploits d'huissier contre des prélats injustement accusés. Nous pourrions encore citer l'histoire d'un jeune étudiant en médecine, conduit à Charenton, en 1836, parce que s'étant un jour présenté à Auteuil, chez M. Thiers, président du conseil, il l'avait menacé de le tuer pour n'avoir donné aucune suite aux nombreuses plaintes adressées par lui au sujet de prétendus conspirateurs contre la vie du roi et celle de sa famille.

Nous avons dit qu'une forme particulière accompagnait parfois les idées fausses des malades. Cette forme porte sur les gestes, l'arrangement des phrases, leur énonciation et sur l'écriture. Cette forme, sans être absolument nécessaire pour faire reconnaître la folie, se présente si souvent qu'il est important de la signaler. Les gestes ne sont pas en rapport avec les pensées ; ils présentent quelque chose de brusque et de saccadé qui s'éloigne d'une manière sensible de ce que l'on observe chez une personne raisonnable. Quelquefois les paroles sont elles-mêmes brusques et saccadées. A ces caractères nous devons ajouter que, chez un très-grand nombre de malades, les gestes, les discours, les actions se répètent un nombre plus ou moins considérable de fois. M. Delaye nous a parlé d'un malade qui répétait immédiatement après tout ce qu'il venait de dire, exactement dans les mêmes termes et avec les mêmes inflexions de voix. Une jeune fille se mouchait deux fois, crachait et toussait deux fois de suite. Les phrases des malades sont construites d'une manière particulière, qui échappe à toute description, ce que nos lecteurs doivent sans doute avoir remarqué dans les nombreuses citations que nous avons faites de leurs écrits. Le nombre des aliénés parlant à la troisième personne est encore un fait curieux à signaler. On n'a pas besoin de cela ; ils la tourmentent sans cesse, sous des formes fréquemment employées par des aliénés que leurs usages ou leur position n'avaient jamais, antérieurement à leur maladie, motivées. Enfin, ces malheureux ont souvent des réticences qui témoignent quelquefois de la conscience qu'ils ont de leur état de folie.

Les signes fournis par l'écriture des aliénés à idées fausses sont excessivement curieux. M. Leuret, qui les a le premier signalés n'a été contredit par aucun médecin d'aliénés. Ils consistent en un certain bariolage, dans leur écriture, de lettres italiques, romaines et majuscules de diverses formes et de diverses grandeurs. Aussi pour M. Leuret, comme pour nous, sans admettre cette circonstance comme un signe formel de folie, si elle se rencontre dans un ouvrage douteux, nous condamnons le fond en raison de la forme. Voici un exemple de ce genre d'écriture que nous empruntons à un malade à arguments spécieux, dont le délire ne peut d'ailleurs être contesté :

Nous avons fait nos *mains* et nos COEURS pour le PEUPLE.
Nous avons aboli la domesticité;
Et nous ne sommes plus ni *maîtres* ni *valets*.
Ni peuple ni bourgeois ; mais les hommes nouveaux
LES FILS DU NOUVEAU CHRIST , LES APOTRES DE DIEU.

En résumé les fous à arguments spécieux pourront être méconnus par beaucoup de personnes. Ils donnent à leurs idées une certaine suite , à leurs raisonnements quelque chose de captieux. Si leurs conceptions n'étaient pas justiciables du sens commun , on dirait d'eux qu'ils se trompent et on n'oserait pas comme nous affirmer qu'ils délirent.

Le plus souvent les idées des aliénés et les actes qu'elles provoquent suffisent par leur étrangeté pour rendre évident l'état d'aliénation mentale. Mme Lucile a fait pratiquer dans toutes les pièces de l'hôtel qu'elle habite et où elle est forcée de se tenir , dans sa chambre à coucher , son boudoir , son salon , sa salle à manger , dans la voiture même , des placards soigneusement fermés à clé et tous remplis de bouteilles vides et de bouchons neufs. De temps en temps on la voit se diriger vers ces placards qu'elle ouvre avec un air de mystère. Tournant alors le dos aux personnes qui se trouvent avec elle , elle prend une bouteille et un bouchon , en approche le goulot de sa bouche , prononce quelques paroles et après avoir bouché hermétiquement la bouteille , elle la pose dans un endroit à part , referme son placard et revient se mêler à la conversation. Quels peuvent être le but et les idées de cette singulière malade ? Elle pense qu'ayant de nombreux secrets à confier , elle ne doit s'adresser ni à son mari, ni à sa famille, ni à des amis qui pourraient les divulguer ; elle a confiance aux bouteilles seulement, et c'est à elles qu'elle raconte ses joies et ses douleurs , ses craintes et ses espérances. Mais un jour vient que ces bouteilles sont pleines de secrets , et que ses placards ont besoin d'être regarnis ; ce jour-là des domestiques vont en sa présence faire un grand trou très profond dans la terre et y déposer avec les soins les plus minutieux les bouteilles hermétiquement bouchées. Malheur à eux si une bouteille venait à se casser , car alors ils connaîtraient un secret de leur maîtresse qui les renverrait immédiatement et sans appel.

Pour esquisser d'une manière convenable le tableau des idées fausses propres aux aliénés , il faudrait pouvoir les classer d'après leur nature et leurs éléments physiques , mais un pareil travail présente trop de difficultés pour que nous osions l'entreprendre. Ces éléments psychiques auraient-ils , d'ailleurs, des caractères assez tranchés pour nous permettre de ne pas les confondre ? Aussi , afin de mettre un peu plus d'ordre dans nos descriptions , nous contenterons-nous de diviser les idées fausses des malades en deux groupes constitués par leurs rapports avec les facultés intellectuelles ou avec les facultés affectives.

Les idées fausses se rapportant aux facultés de l'intelligence sont nombreuses et variées. Tout ce que l'imagination la plus hardie peut concevoir d'absurde et de bizarre est souvent accepté par les fous comme autant de vérités incontestables. M. Ernest, avocat distingué du barreau de Paris, s'étant aperçu que sa parole était plus facile et plus brillante quand il avait fait un repas frugal, prit la résolution de ne plus manger, afin, disait-il, d'éclipser tous ses confrères. Sa femme, justement effrayée de ce système déjà mis en pratique, envoya M. Ernest à Charenton. Dans ce même asile, se trouvait alors M. Dominique, qui sous prétexte que les aliments cuits, les viandes et le pain étaient une invention de satan, se nourrissait depuis plus de dix ans de carotes, de choux, de pommes de terre, de navets, de laitues crues et de fruits. Un autre malade prétendait au contraire que le pain donnait de l'intelligence et de la sagesse, et que son cerveau avait été changé par Esquirol en un cerveau de mie de pain. On lit dans un éloge du pain, écrit en vers, les motifs de l'habitude par lui contractée de ne se nourrir presque qu'avec cet aliment :

> Or, je sais ce qui pourrit et qui ne pourrit pas.
> Le pain est toujours pain, le pain sans embarras,
> Quand il est au plus fond de la moëlle épinière
> N'a point pour le cerveau de fétide matière,
> Si l'homme se nourrit du seul pain des tribus,
> Il pense purement, vit sagement, sans plus.

On serait étonné de l'imperturbable fixité d'idées de certains malades, de l'attention et des ressources infinies qu'ils déploient pour les justifier. On trouve parmi les fous, des artistes, des musiciens, des poètes, parmi des hommes que leur éducation n'a pas préparés à la culture des arts, qui souvent même ne savent pas lire. Il arrive fréquemment aux médecins de grands établissements d'aliénés, de recevoir des lettres écrites en vers. Voici le commencement d'une pétition que nous adressait le 10 septembre 1836, un ancien magistrat, M. Théodore, que la folie avait rendu tellement rimeur, qu'il ne parlait et n'écrivait jamais qu'en vers, même pour exprimer les choses les plus simples et les plus vulgaires :

> N'es-tu pas un peu fou trop curieux,......
> Du divin Esculape aimable et cher enfant ?
> Tu voudrais, me dis-tu, fouiller dans ma cervelle :
> Vraiment, un peu gascon, tu me la donnes belle.
> Accorde moi, du moins, un voyage à Clermont,
> Sans me laisser croupir sous clé à Charenton.
> Je te l'ai dit cent fois, ta perfide police
> Et de certains cafards l'infernale milice,
>   Mérite assurément
>   Un petit châtiment.

On voit des fous sans cesse appliqués à la solution des questions les plus grandes de la nature. Un jardinier remit à M. Foville un long manuscrit dans lequel il avait traité à sa manière les parties les plus élevées de la physique, de l'astronomie, de la métaphysique et de la religion. Ce manuscrit avait pour titre : *De la formation du globe et ses révolutions*. Dans un ouvrage qui nous fut remis par un aliéné pour être livré à l'impression et qu'il a intitulé : Manuscrit original encore sans copie, ce mercredi 18 mars 1835, par Carloman, détenu en loge à fol, nous lisons à la table des chapitres, les questions les plus ardues de la science, précédées ou suivies d'autres questions ridicules ou absurdes. Ainsi le chapitre 1er traite des droits personnels naturels, civils et sociaux ; le chapitre 3 des tremblements de terre, des volcans et des explosions combinées ; le chapitre 4 des intérêts politiques de l'univers par rapport aux suprématies dites légitimes ; le chapitre 7 de la nature de la terre; le chap. 17 de la mort, de la vie et de la mort, de la mort après la vie et de la vie après la mort. Enfin le chapitre 31 est intitulé : Conjectures sur la manière dont Dieu réalise, depuis son séjour au ciel, au firmament éthéréen, la conservation des êtres et des choses par les choses et les êtres.

Dans tous ces chapitres que nous avons souvent eu la curiosité de lire, on trouve les idées les plus bizarres. Ainsi, en parlant de la terre, M. Carloman écrit : « La terre dont je m'occupe et à laquelle j'ai été obligé de donner le *nom d'Eusafriamore* dans mon écrit précédent, afin d'éviter de répéter sans cesse, ancien et nouveau continent, Afrique, Asie, Amérique et Europe, doit être bien certainement, ne peut-on me disputer, ... *plus vieille que les rues*... puisque son existence a donné lieu à la formation des rues. » Ailleurs, dans son chapitre 4, il dit : J'ignore entièrement, en ma loge à fol, quels sont en ce moment, en octobre 1834, le dernier et la dernière descendants de Seth en droite ligne, et encore *plus mieux* (1) qui a reçu le fardeau de l'Europe ; mais, ce dont je ne saurais douter, c'est d'avoir entendu dire plusieurs fois : *le roi ignore cela. Le roi ne sait pas à Paris ce qui se passe à Charenton*. La vérité ou la non vérité de telles paroles regardent Dieu et non moi. »

Quelquefois les idées fausses en conservant leur ordre élevé sont plus circonscrites. Mlle Héloïse croyait diriger le soleil, la lune et les nuages, et menaçait tantôt de la pluie, tantôt de la sécheresse, Mme Octavie était, sans cesse, occupée à Charenton, des moyens de faciliter la navigation et de la rendre possible dans toutes les parties du globe. Les glaces des pôles l'embarrassèrent long-temps, mais à force de chercher, elle parvint à découvrir un moyen infaillible pour les fondre. Elle voulait établir de vastes chaudières à l'équateur, que l'on remplirait avec l'eau de la mer. Cette eau une fois chauffée aux rayons du soleil, devait être conduite vers les pôles par des canaux traversant la moitié de la terre. Toute folle qu'est cette idée, il n'est pas possible de ne pas l'admirer, tant elle est gigantesque.

(1) C'est par système et non par ignorance que M. Carloman a écrit plus mieux. C'est une observation qui se répète souvent de voir les aliénés changer les règles de la grammaire.

Les réformateurs de la grammaire, de la philosophie ou des sciences ne sont pas rares parmi les aliénés. M. Henri, à Charenton, avait composé un volumineux mémoire pour démontrer l'inutilité des articles et des participes dans la langue française. Il était parvenu, en effet, à parler d'une manière intelligible, sans recourir à ces deux parties du discours. Ce même malade avait composé un programme de la science de la médecine, pour laquelle il proposait des réformes aussi singulières que celles qu'il avait adoptées relativement à la grammaire.

Les réformateurs de la société, les philanthropes, les socialistes, sont très nombreux dans les maisons de fous. Il existe dans ce moment à la Grave, un aliéné qui, sous prétexte de débarrasser la société de membres inutiles, voulait tuer tous les idiots et les imbéciles du quartier. En 1836 on conduisit à Charenton un receveur particulier des finances qui avait dépensé sa fortune et négligé ses importantes fonctions, pour faire des prosélytes à ce qu'il appelait la révolution fraternelle et universelle.

Après avoir dépensé tout son avoir à faire imprimer des volumes dans lesquels il indiquait comme moyen de détruire les préventions nationales et les différences de races humaines, l'extermination des hommes de couleur et le mélange, par portions égales, des divers peuples de la terre, M. Xavier se rendit à Paris, dont il voulait faire la capitale du monde, et d'où devaient être proclamées ses idées de réforme. Éconduit de tous les bureaux de la presse parisienne, sans argent pour fonder un journal, il alla un jour se placer avec ses livres devant le palais de justice, où non content de les distribuer gratis, il prêcha des doctrines révolutionnaires qui, disait-il, devaient attirer l'attention de la police et le vouer à ses persécutions. Une fois emprisonné, on le conduirait devant les tribunaux, et là, il lui serait possible de développer son système, de le faire reproduire par les journaux, et enfin, de convaincre la France d'abord, et le reste de l'univers bientôt après. Malheureusement la police qui arrêta, en effet, M. Xavier, crut devoir nous l'envoyer à Charenton où, sans doute encore, il pense aux moyens de populariser sa révolution fraternelle et universelle.

IDÉES FAUSSES SE RAPPORTANT AUX FACULTÉS AFFECTIVES.

Les idées fausses relatives aux sentiments et aux passions ne sont ni moins variées, ni moins remarquables que les idées fausses exclusivement du domaine de l'intelligence.

La part de l'orgueil et de la vanité est si grande dans la société qu'on est médiocrement surpris en voyant les aliénés reproduire ce sentiment dans toute sa nudité, et dans son grandiose burlesque. Les maisons de fous sont peuplées de rois, d'empereurs, de princes et de dignitaires de tout genre. On y rencontre, à chaque pas, le superbe dédain des hommes, le ton de mépris de la suffisance et les protections hautaines de la médiocrité ignorante. Et comme la forme du délire emprunte beaucoup aux idées dominantes de l'époque, tous ces grands personnages sont chamarrés de croix, de rubans, de médailles et de décorations ; quelques-uns se fabriquent des couronnes et des épaulettes ; d'autres cherchent à copier le costume et les manières de quelque illustration historique. Nous n'exagérons pas en portant à plus de cinquante le nombre d'aliénés que nous avons connus se disant Napoléon. En 1840, il existait encore à Charenton un Louis XVI, qui confondait dans sa haine et ses injures Louis XVIII, Charles X et Louis-Philippe. Lors de son dernier voyage à Paris, le roi actuel de Naples, visitant Charenton, fut vivement apostrophé par un malade de la maison, qui lui reprocha de lui avoir usurpé sa couronne, et le menaça de le faire fusiller sur-le-champ s'il n'avouait pas son crime et ne réparait pas les torts qu'il lui avait causés.

Tous ces malheureux s'isolent de leurs semblables et renient leurs amis, leurs parents dont la condition de fortune choque leurs prétentions. Nous avons vu, entre autres, un jeune homme qui se croyait le fils d'un maréchal de France, avec lequel sa famille avait eu des rapports de voisinage, et qui sans cesse répétait à sa mère éplorée : *Vous vous dites ma mère, mais vous en imposez, vous n'êtes qu'une misérable qui m'avez enlevé de chez ma véritable mère pour substituer votre enfant à ma place.* »

C'est souvent à la vanité qu'on peut, encore, rapporter la perversion de ce penchant qui élève l'homme jusqu'à l'idée de son créateur. Les dieux, les prophètes, les saints ne sont pas rares parmi les fous. Nous pourrions citer l'histoire de plusieurs nouveaux messies de notre connaissance. Pinel raconte qu'un de ses malades se croyait la quatrième personne de la Sainte Trinité. Un de nos amis, M. Laforgue, a recueilli, pendant son séjour à Bicêtre, l'observation d'un malade fort intéressant que nous avons souvent eu l'occasion de voir. En 1841, un paysan, cultivateur du Midi de la France, âgé de 45 ans, Paulin, vint à Paris où des actes de folie le firent envoyer à

Bicêtre. Cet homme, père de plusieurs enfants, avait quitté sa famille pour venir combattre à Paris contre l'irréligion. Il se croyait prédestiné, et cela à cause d'un épi de cheveux blancs qu'il portait sur le devant de sa tête; sa mort devait couronner ses prédications, et, afin de la rendre plus utile à la religion qu'il croyait défendre contre ses ennemis, tous habitant Paris, comme Jésus-Christ il devait mourir sur la croix. Cet homme sachant à peine lire et écrire, mais qui avait pratiqué le lutrin de son village, avait composé une messe en commémoration de son martyre ; son nom se trouvait dans les diverses parties du texte qu'il avait copié dans le paroissien. Il se donnait le titre de saint, et il ne signait jamais son nom sans l'accompagner de ces mots : *Paulin*, *aimé de Dieu*. Ses volumineux manuscrits qui contenaient, indépendamment de la messe du prétendu saint Paulin, les mémoires ou l'exposé des motifs qui l'avaient amené à Paris, étaient ornés de dessins informes représentant son crucifiement. Ses enfants n'étaient pas oubliés, ils étaient représentés assis au bas de la croix. Ce malade, dont nous aurons l'occasion de parler, ne demeura que quelques mois à l'hospice.

La plupart des malades ayant des idées de grandeur, sentent plus ou moins vivement la privation des avantages attachés à leur élévation de rang ou de fortune; aussi sont-ils presque toujours malheureux. Il en existe dont tout le temps se consume en plaintes amères, en gémissements, dont toutes les paroles ne sont que des promesses d'argent et de faveurs, promesses ayant, en général, pour but de tenter leurs surveillants et d'obtenir leur mise en liberté. D'autres, au contraire, ne trouvent pas des expressions assez fortes pour dépeindre leur bonheur. Ils sont ivres de joie et de contentement, et leur vie s'écoule dans une sorte de béatitude et d'enchantement que rien ne saurait troubler. Ces malades si gais, si heureux se rencontrent presque toujours parmi ceux dont la surexcitation vaniteuse porte sur des idées de coquetterie, dont toute l'attention semble concentrée sur les moyens de plaire et de se faire aimer. Ces derniers, hommes ou femmes, affectent de grands airs, se mettent avec une recherche souvent ridicule, toujours exagérée ; ils se vantent de leurs bonnes fortunes, et si vous les abordez, ils vous donneront en vous saluant un titre nobiliaire ou un rang social très élevé. M. Jacques, à Charenton, ne voyait dans les nombreux parents des malades que des princes et des ducs, émissaires déguisés de la princesse Clémentine, dont il prétendait être éperdument aimé. Aussi, chaque jour allait-il au devant de la première personne qu'il apercevait, lui demandait-il si elle était reçue à la cour, et comment se portait la princesse. Puis, quelle que fut la réponse de cette personne, il lui remettait une épître en vers ou un sonnet dont il avait toujours ample provision, et il la priait de l'apporter elle-même à la princesse.

On ne doit pas confondre ce genre de malades dominés par le vaniteux désir de plaire, avec les malheureux qui sont en proie à un amour violent et romanesque. Les premiers sont aux seconds ce qu'un fat, un homme vulgairement nommé à bonnes fortunes, est à ces jeunes gens timides qui aiment sans oser l'avouer, qui sont débordés par les sentiments les plus passionnés et les plus chastes ; ce qu'une femme coquette est à une femme sentimentale et romanesque. Pour faire bien comprendre ce genre de délire, on cite habituellement Alkidias de Rhodes, qui devint fou d'amour pour la statue de Cupidon de Praxitèle.

L'amour, chez ce genre de malades, est tantôt inspiré par des êtres imaginaires, tantôt par une personne qui l'ignore ou qui ne veut ou ne peut pas le partager. Mlle Cécile, à Charenton, est restée fidèle à un jeune homme qu'elle ne fit qu'entrevoir il y a de cela plus de vingt ans. Jamais, dit-elle, il ne m'avait adressé la parole, lorsqu'un jour, pour répondre à mon amour qu'il avait deviné et qu'il partageait, il se déguisa en étudiant en médecine et se fit recevoir en qualité d'interne afin de pouvoir pénétrer dans l'intérieur de la maison. Depuis ce temps, je le vois chaque jour à la visite, quelquefois sous un nom, d'autrefois sous un autre. Mlle Cécile adopte, en effet, pour ami, l'un des élèves internes de l'établissement, et lorsque le temps d'internat de son préféré est expiré, c'est à son remplaçant qu'échoit l'héritage de son affection. Pourquoi cela ne serait-il pas ainsi ? Son ami reste toujours le même, sa figure et son nom seuls sont changés. Chaque matin, Mlle Cécile attend la visite des médecins avec impatience, et lorsqu'enfin elle est entrée dans sa division, elle se dirige vers son ami, lui dit quelques paroles affectueuses et lui remet ou des vers ou une fleur. Dans l'intervalle des visites, l'infortunée Cécile ne s'occupe, ne parle que de cet ami, du souvenir duquel rien ne peut la distraire.

De même que chez certains aliénés, l'estime de soi se trouve souvent excité, de même on voit quelquefois les sentiments d'humilité devenir trop actifs et caractériser la folie. Quelques malades se prosternent devant leur médecin, leurs surveillants ou leurs compagnons d'infortune en témoignage de leur infériorité, ils refusent de manger à table ou de prendre une nourriture convenable, sous prétexte qu'ils en sont indignes. En général, à cette forme de délire s'ajoutent quelques idées bizarres que les malades invoquent pour justifier leurs actes. Mme Jenny racontait que son mari l'ayant un jour priée de renoncer à un bal auquel ils étaient invités, elle n'avait tenu aucun compte de ses prières. De retour chez elle, elle apprit que l'un de ses enfants était indisposé. « Je l'avais laissé » bien portant ; et, trois jours après ma désobéissance, le croup » l'enlevait à notre affection. D'abord je ne vis pas dans ce mal- » heur une punition de Dieu, mais plus tard je compris que mon » enfant avait été victime de mon entêtement. » Mme Jenny pleurait, se lamentait sans cesse, non parce qu'elle avait perdu son enfant, mais parce qu'on l'avait mise dans une maison où tout le monde cherchait à la distraire, où tout le monde l'abordait avec un air de bienveillance et d'intérêt. « C'étaient une prison, des chaînes, un

» cachot, du pain fait avec du son que mon mari aurait dû me
» donner. »

Quelquefois ce sont des craintes chimériques qui viennent maîtriser l'esprit des malades et provoquer de leur part les actes les plus singuliers. Mlle Félicie, que nous avons vue à Paris, pendant plusieurs années, nous offrira un exemple intéressant de ce genre de délire. D'un caractère gai, d'une humeur douce, d'un esprit et d'une éducation distingués, Mlle Félicie, qui avait d'ailleurs un physique agréable et de la fortune, renonça volontairement aux avantages dont elle jouissait dans le monde et à une brillante position commerciale pour aller se constituer pensionnaire dans une maison de santé de Paris. Dès l'âge de dix-huit ans environ, elle fut tourmentée de la crainte qu'en allant faire des visites, elle pouvait emporter, sans le vouloir, quelque chose ne lui appartenant pas. Aussi cessa-t-elle de porter des tabliers, des poches à ses robes, et des sacs, alors très à la mode. Plus tard, il lui sembla que lorsqu'elle faisait des comptes pour son commerce, elle se trompait toujours à son avantage. Ce fut en vain qu'elle fit des efforts pour combattre de pareilles idées, qui chaque jour acquirent une énergie nouvelle. Lorsque Mlle Félicie achetait quelque chose, elle appréhendait que le marchand n'eût été victime de quelque erreur. Jamais elle n'est sortie d'un magasin, sa conscience tranquille ; tantôt en effet le prix de l'objet acheté lui semblait inférieur à sa valeur réelle, tantôt elle supposait n'avoir pas donné la somme qu'on lui avait demandée. A table, dans un salon, elle s'éloignait, autant que les convenances le permettaient, de ses voisins qu'elle aurait pu fouiller sans le vouloir.

En se levant de son siége, elle secouait sa robe, son mouchoir de poche avec une inquiétude visible, pour s'assurer qu'elle n'emportait rien. Jamais elle ne touchait à rien sans une impérieuse nécessité. Si elle avait été forcée à toucher de la monnaie appartenant aux autres, elle lavait immédiatement ses mains pour s'assurer que cette monnaie ne s'était pas attachée à ses doigts, ou bien elle frottait ceux-ci les uns contre les autres comme si elle eût voulu les débarrasser d'une matière très subtile. Enfin, si elle passait près d'un meuble ou qu'elle voulût sortir d'une pièce de son appartement pour entrer dans une autre, ce n'était jamais qu'avec hésitation et après avoir pris les plus minutieuses précautions pour que sa robe ou tout autre partie de ses vêtements ne touchassent à rien et n'accrochassent quelque *objet de valeur* qui pouvait se trouver sur son passage. Mlle Félicie dont les actes et les idées bizarres suffiraient à défrayer la matière de plusieurs articles, allait cependant dans le monde où elle cachait tant bien que mal son état de délire, bien plus, elle s'est décidée à prendre un mari, et lorsque l'année dernière nous l'avons revue à Paris, elle nous avoua que ces tendances singulières s'étaient considérablement affaiblies.

La crainte de la police, de l'électricité et du magnétisme s'observent souvent chez les aliénés. Quelques-uns attribuent à l'une de ces causes leur séquestration, les actes qu'ils commettent et la conduite qu'on tient envers eux. Si les familles hésitent à placer ces malades dans un asile d'aliénés, ils tourmentent tellement les autorités, ils menacent quelquefois d'une manière si grave certaines personnes de leur entourage, que la crainte d'un crime oblige bientôt les familles et à défaut le pouvoir à les faire séquestrer. Nous pourrions citer par centaines des observations de ce genre de fous que rien ne peut convaincre de leurs erreurs. Les raisonnements qu'on leur adresse sont inspirés par la police ; tout ce qui les environne est police. Au lit, la police les observe et cherche à surprendre quelque secret dans leurs rêves.

Leurs chambres sont placées sur des trappes qu'occupe la police, ou bien elles sont sillonnées en tout sens par des tuyaux qui lui permettent d'espionner leurs actes et d'écouter leurs paroles. Constamment l'œil et l'oreille au guet, ces malheureux, défiants à l'excès, tressaillent au moindre bruit, sont intimidés par la plus insignifiante circonstance. Un malade est convaincu que M. Delaye le tourmente par le moyen d'une machine électrique. Un autre accuse *l'homme de l'observatoire* des tortures dont il se plaint sans cesse.

De même que nous avons vu les désordres de l'estime de soi et de quelques autres facultés morales, empêcher la raison de gouverner l'homme, maîtriser sa volonté et renverser son libre arbitre, de même nous verrons les travers et les infirmités d'un sentiment plus important lui faire oublier la plus sacrée et la première des lois, l'amour de la vie. Seul, en effet, parmi les êtres vivants, l'homme peut vaincre l'horreur qu'inspire la mort, soit qu'une idée fantastique l'isole de ses semblables, soit que l'ennui, la haine de la vie, la présence de la douleur éloignent de son esprit l'idée d'un avenir plus heureux et le sollicitent à un jeu *de quitte ou double*, après avoir anéanti ses croyances morales et religieuses.

Quelle que soit la cause qui motive le meurtre volontaire de soi-même, il est permis, avec Sénèque, de considérer cet acte comme la preuve la plus évidente d'un état de délire. Telle était encore l'opinion d'Esquirol qui rangeait parmi les aliénés tous les suicides sans distinction. Mais si nos lecteurs ne veulent pas admettre comme aliénés les hommes dont l'esprit est égaré par une passion violente, ou ceux que la misère, un grand malheur conduisent au dégoût de la vie, ils ne pourront pas méconnaître l'état d'aliénation mentale des suicides dont nous allons parler.

On ne doit pas considérer comme étant suicides volontaires les aliénés qui se tuent, ainsi qu'il arrive très-souvent, sous l'influence d'une idée délirante accidentelle. Un malade se précipite d'un lieu élevé et se tue, victime de sa conviction qu'il pouvait s'envoler dans l'air, ou s'exposer avec impunité à tous les dangers possibles, grâce à sa nature invulnérable et immortelle ; un autre, croyant avoir un animal dans son crâne se brise la tête pour chasser cet animal. Ces malades n'ont pas agi ainsi pour se tuer. Mais ceux-là sont

véritablement suicides qui s'ôtent la vie, après une préméditation plus
ou moins longue, et lorsqu'ils ne sont entourés d'aucune circonstance
capable de motiver cet acte.

Les idées mystiques provoquent quelquefois le suicide. Loyat,
cordonnier à Venise, dominé par des idées de cette nature, après
s'être plusieurs fois mutilé, se persuada qu'il devait mourir sur la
croix. Pendant deux ans il s'occupa des moyens d'exécuter son
projet. Enfin, après avoir préparé les instruments de son supplice,
il se couronna d'épines et avec un sang-froid difficile à comprendre,
il parvint à se crucifier et à faire trébucher la croix hors d'une
croisée, de telle sorte que le lendemain matin on le trouva suspendu à la façade de sa maison. Ses pieds étaient appuyés sur un tas-
seau situé à la branche inférieure de la croix et traversés l'un et
l'autre d'un clou de cinq pouces de longueur. Ses mains étaient
également percées par deux longs clous qu'il avait fait pénétrer en
frappant leur tête contre le sol de sa chambre, et ainsi mutilées, il
les avait élevées pour faire pénétrer les clous dans les trous prati-
qués d'avance à l'extrémité des deux bras de la croix. Ce malheureux qui s'était fait une blessure avec un tranchet au côté gauche de
la poitrine, ne mourut pas de cette tentative et fut envoyé dans
l'hôpital des fous, où il mourut quelques années plus tard, épuisé,
au rapport de M. Ruggieri, qui a publié ce fait, par des jeûnes
volontaires et des souffrances horribles dont Loyat se plaignait dans
ses intervalles lucides. Il paraîtrait que le malade dont nous avons
cité l'observation, Paulin, aurait également fait des tentatives de suicide, et par le même moyen, antérieurement à son admission à Bicêtre.

Quelques aliénés s'ôtent la vie pour jouir plutôt de celle qui est
réservée aux bienheureux. L'exemple d'un soldat prussien, rap-
porté plus loin, n'est pas le seul que nous pourrions citer. Quelques autres se tuent pour se soustraire à la crainte de la damnation
éternelle ou des flammes de l'enfer, au risque d'avancer le moment
de la vengeance divine à laquelle ils se croient voués : « opposition
» étrange, dit Esquirol, entre les idées et les déterminations : —
» Comment, disais-je, à un jeune homme, vous craignez d'être
« damné, et vous voulez, en vous tuant, hâter le moment du sup-
» plice éternel dont la pensée vous désespère. Ce simple raisonne-
» ment ne pouvait entrer dans sa tête. »

Le désir d'éviter un danger illusoire, de fuir des ennemis imaginaires, la crainte des poisons qu'ils supposent mêlés aux aliments
qu'on leur présente, tel est le genre de motifs invoqués par quelques aliénés pour justifier leurs idées de suicide. Au mois de juillet
1834, la police de Toulouse fit conduire à l'hospice de la Grave,
un avocat de Versailles, M. Ely, qui avait commis des actes de
nature à troubler l'ordre public. Ce malheureux, déjà dominé par
la crainte de la police, profita du moment où l'on ouvrait la porte
principale du quartier des aliénés, pour grimper, avec une agilité
dont les conducteurs ne purent se rendre compte, sur l'un des

hauts piliers servant de montant à cette porte. Parvenu ce point, M. Ely déclara à ses gardes qu'à la moindre tentative faite par eux pour s'emparer de sa personne, il se jetterait sur les dalles de la porte, la tête la première, ou sur les pointes aigues de la grille en fer placée de chaque côté de cette porte. Ces menaces intimidèrent, avec raison, les gardes de M. Ely, et pour le décider à descendre on envoya chercher M. Delaye. M. Foville et nous accompagnâmes le médecin en chef de l'asile, mais tous nos efforts réunis, nos prières, nos promesses de lui rendre sa liberté, rien ne put conjurer le malheur dont il fut victime, car à la nuit tombante, au moment où nous allions nous retirer, M. Ely s'écria : *Voyez, Messieurs !* et aussitôt même il se précipitait à nos pieds, où il expira presque immédiatement.

Quelques malades sont entraînés vers le suicide par un attrait irrésistible. Ils pensent avec une sorte de plaisir à leur mort prochaine et aux moyens de se la donner ; ils discutent avec sang-froid les avantages ou les inconvénients attachés à ces moyens, les adoptent ou les rejettent sur des motifs souvent bizarres, et une fois adoptés ils en changent rarement, de telle sorte que, d'après Esquirol, on pourrait presque impunément confier des armes au suicide qui aurait résolu de se pendre ou de se noyer ; ils regardent la mort comme le seul terme possible et vivement désiré par eux, d'un état physique ou moral auquel ils sont en proie, qu'ils dédaignent sous les couleurs les plus affreuses et qu'ils supposent devoir durer éternellement. Ces malheureux se distinguent, souvent, par un affaissement extraordinaire, par une hésitation désespérante de leur volonté, par la lenteur et la répétition monotone de leurs mouvements, de leurs actes, de leurs paroles, tous signes qui en imposeraient, si on concluait que l'esprit de ces malades est aussi inactif que leur corps. Leur vie intellectuelle est, au contraire, pleine d'activité et leur fatale impulsion au suicide, en entraînant le trouble partiel de l'entendement, modifie leurs idées, leurs affections, leurs croyances et leurs déterminations qui portent toujours l'empreinte indélébile du caractère triste de leur délire.

Dans quelques circonstances assez fréquentes les idées de suicide alternent avec un état parfait de santé ou avec une autre forme de délire. Nous avons connu à Paris, une jeune femme qu'un régime particulier rendait à la vie et à sa famille, après quelques semaines d'un état qu'elle désignait par ces mots : *mon état de chrysalide méditant un crime*, faisant ainsi allusion à la trompeuse apparence de son anéantissement.

On cite l'histoire de certains aliénés retenus par la crainte ou par des sentiments religieux qui ont voulu attirer sur leur tête le glaive de la loi, en donnant la mort à un de leurs semblables, espérant, par ce moyen, arriver à leur but, avoir le temps de se repentir et de mériter le pardon de Dieu ; tels furent les motifs qui décidèrent un soldat prussien à attirer chez lui deux jeunes filles et à en tuer une. Après avoir commis cet acte horrible, le malheureux alla lui-même avouer son crime, se constituer prisonnier, ne réclamant pour seule grâce que le temps nécessaire pour se confesser et obtenir de Dieu son pardon. *Après cela*, disait-il, « *je satisferai, avec plaisir, de tout mon sang à la loi, car je prendrai possession de cette vie céleste, seul objet de mes désirs.*

En général, les aliénés portés au suicide ont le corps maigre et grêle, les cheveux noirs, le teint pâle et jaunâtre, la peau brune et aride, leur physionomie est fixe et mélancolique. Esquirol a remarqué que ces malades avaient l'habitude de ronger leurs ongles, et de déchirer l'extrémité de leurs doigts. C'est une observation dont nous avons toujours constaté l'exactitude.

Dans des circonstances plus rares, les idées de suicide et le délire apparaissent en même temps et se trouvent provoquées par la même cause. Un ecclésiastique avala, par distraction le cachet d'une lettre qu'il venait de lire ; un de ses amis lui dit en riant : *Vous avez les boyaux cachetés.* Cette idée frappa l'imagination de cet ecclésiastique à un tel point qu'au bout de deux jours il refusa toute nourriture, convaincu qu'elle ne pouvait pas passer et, peu de temps après il mourut, malgré les soins et les raisonnements de son médecin Darwin qui rapporte ce fait dans *sa philosophie de la folie.*

Il nous resterait à parler de quelques idées fausses se rapportant aux passions et provoquant l'homicide, le vol, l'incendie et autres crimes. Des exemples de ces divers genres de folie trop souvent méconnus par les magistrats, ne nous paraissent pas cependant devoir être publiés dans ce journal. Nos lecteurs comprennent, en effet, qu'il est dans l'intérêt de la morale que des hommes criminels ne puissent pas trouver dans des doctrines scientifiques un prétexte d'impunité et un encouragement à leurs actes ou à leurs penchants criminels.

DE L'INCOHÉRENCE DES IDÉES.

Parmi les phénomènes relatifs aux opérations de l'intelligence, l'association des idées est celui dont le médecin, qui se livre à l'étude des maladies mentales, constate le plus souvent les désordres et celui dont il peut avec moins de difficultés analyser les modifications.

Chez l'homme sain d'esprit, chaque idée est engendrée par celle qui la précède et engendre celle qui la suit. De cette succession d'idées analogues ou contiguës résultent des phrases, des discours formant un ensemble intelligible.

Chez quelques aliénés les idées ne s'enchaînent pas d'une manière aussi régulière ; elles se succèdent au hasard en donnant naissance à un composé hétérogène, soit qu'affaibli ou rompu le lien naturel d'association permette aux idées d'errer à l'aventure ; soit qu'un défaut d'harmonie entre l'activité de l'attention et celle des autres facultés de l'entendement empêche l'aliéné de maîtriser et de diriger ses idées ; soit, enfin, qu'un lien nouveau seulement aperçu par l'esprit en délire lui fasse allier ensemble des idées de nature contraire. C'est la succession rapide, ou plutôt alternative et non interrompue d'idées isolées, disparates que l'on désigne dans la science sous le nom d'*incohérence des idées*.

L'incohérence des idées ne se rencontre pas seulement chez les fous. Comme tous les autres éléments du délire, elle est le triste apanage de quelques hommes qui sont hors de la tutelle des asiles d'aliénés. Dans le monde, un faible degré d'incohérence produit les gens distraits, à un degré plus avancé elle engendre les jugements faux.

Quelle que soit la cause génératrice de l'incohérence des idées, cet élément du délire présente des formes en apparence si peu variables, qu'il faut au médecin une grande habitude d'observation et le concours de notions variées sur l'état actuel et les antécédents de l'aliéné pour qu'il puisse apprécier la nature de cette incohérence, de laquelle seule il pourra déduire son jugement sur la curabilité possible de la folie.

L'incohérence des idées peut résulter de troubles si divers de l'intelligence, qu'à moins d'établir des divisions, il serait impossible à nos lecteurs de saisir les dissemblances qui existent entre les aliénés incohérents. Loin de nous, cependant, la prétention de vouloir formuler pour chaque forme d'incohérence les caractères psychiques qui lui sont propres : ce travail, au-dessus de nos forces, nécessiterait, d'ailleurs, des développements que ne comportent ni le but que nous nous sommes proposé, ni la nature de ce journal. En établissant quelques groupes, nous avons tout simplement voulu poser des jalons qui puissent nous guider, nos lecteurs et nous, dans la recherche analytique de l'incohérence des idées, le plus frappant , sans contredit , pour le monde , des éléments du délire , et sans contredit, encore , le plus riche en enseignements moraux et en rapports d'analogie entre la raison et la folie.

L'incohérence des idées peut être rapportée à trois causes principales : 1° à une surexcitation des facultés intellectuelles ; 2° à un défaut d'harmonie entre l'activité de l'attention et celle des autres facultés de l'intelligence ; 3° à l'affaiblissement de l'intelligence.

Il nous sera facile de signaler dans le monde , chez des sujets raisonnables , le point de départ , le premier degré de cette incohérence des idées , se rapportant à chacune de nos divisions.

Telles sont pour le premier groupe, les personnes d'une activité d'intelligence telle que les idées se succèdent avec une rapidité à laquelle ne viennent pas toujours en aide, ni la facilité de leur parole, ni la promptitude de compréhension des interlocuteurs. A peine, les personnes dotées de cette intelligence, commencent-elles à développer une idée, qu'une, deux, trois idées nouvelles surgissent dans leur esprit, et pressées alors par ce surcroît de richesse, elles n'émettent qu'à demi leurs conceptions, soit qu'elles les supposent déjà comprises par leurs auditeurs, soit qu'elles n'aient aucune conscience de l'impossibilité dans laquelle se trouve l'auditeur de saisir avec une égale rapidité, cet enchaînement d'ailleurs logique de leurs idées. Chez ces personnes, dont le nombre est fort considérable , les idées, quoique se succédant d'une manière régulière, le langage présente une certaine confusion , et , qu'on nous permette ce mot , des ellipses de la raison souvent insaisissables. C'est à elles qu'on pourrait appliquer cet adage : « ce qu'elles pensent vaut beaucoup mieux que ce qu'elles disent. »

Les aliénés correspondant à ce groupe sont très nombreux , leurs paroles se succèdent avec une rapidité prodigieuse , sans qu'au milieu d'elles , il soit possible de saisir une idée. Aussi les personnes qui n'ont pas l'habitude de ce genre de malades se figurent-elles, à tort, qu'ils parlent au hasard. Mais, de l'observation constante , des aveux faits par les aliénés après leur guérison , il résulte, que chez eux , les idées naissent en telle abondance, qu'elles se heurtent et se croisent , qu'elles chevauchent en quelque sorte les unes sur les autres. Fugaces autant que rapides , ces idées impressionnent peu l'esprit des malades , dont les actes participent de cette activité désordonnée. Jamais une image plus frappante du cahos, que les actions, les mouvements, les idées , les affections de ces malheureux. Peu maîtres des unes et des autres , en proie à des hallucinations confuses , on les voit dans les jardins de l'asile , allant et venant au hasard ; tantôt ils courent ou ils dansent, tantôt, au contraire , ils s'arrêtent comme préoccupés , levant la tête vers le ciel ou l'abaissant vers la terre, et puis, sans transition aucune , ils reprennent leur course. Leur loquacité exubérante et sans suite vient-elle un instant assourdir vos oreilles, qu'aussitôt ils se détournent , se dirigent vers une autre personne qu'ils accablent de leur babil intarissable et décousu.

Les actes, les émotions de ces aliénés toujours subordonnés à leurs idées, sont, autant qu'elles, incapables de liaison et de durée; ce sont des élans rapides d'une effervescence qui se calme et disparaît en un clin-d'œil. Ne vous effrayez pas trop s'ils font briller leurs regards et semblent vous menacer, car à l'instant même ils partiront de grands éclats de rire, ou vous donneront des témoignages d'affection. Mais que ce résultat ne vous rende pas, non plus, assez imprudent pour vous fier complètement à eux. Voyez Monsieur Justin prendre ces chaises, déplacer chaque objet qui se présente à lui, bouleverser tous les meubles qu'il secoue, qu'il transporte ailleurs. Sans dessein, sans intention malveillante il pourra vous les lancer à la tête, vous tuer même sans qu'il s'en aperçoive ; et, tandis qu'on viendra à votre secours, lui sera déjà loin de vous, exerçant toujours sa mobilité versatile. Le voilà, en effet, au milieu de ces fleurs qu'il arrache avec une apparence de bonheur, tandis qu'il les regarde à peine, et que peut-être il ne les aperçoit pas. Vous croyez que c'est votre approche qui le fait fuir, et que la crainte des reproches le fait ainsi s'éloigner, mais détrompez-vous encore, M. Justin ne se souvient plus du mal qu'il a commis, s'il court d'une aussi grande vitesse c'est qu'il a aperçu un morceau de pain qu'il dévorera, bien qu'il vienne à l'instant même de refuser le dîner qu'on lui offrait et que d'un coup de pied il ait renversé table, service et aliments.

Mais, sans doute, ce malheureux trouvera cette nuit un instant de repos? erreur, encore! Malgré ce roulement perpétuel d'actes et de paroles, de cris, d'idées et d'émotions dont la centième partie aurait suffi à harasser de fatigue l'homme raisonnable le plus robuste, lui ne se couchera pas. La nuit le verra comme le jour, le jouet de ses mille et une idées par minute, provoquant autant d'actes et de mouvements. Si, prenant pitié de son activité incessante, on le fixe dans son lit ou qu'on l'enferme dans une chambre matelassée ou garnie de paille, il dormira peut-être quelques minutes, une heure, mais à son réveil rien ne sera changé dans son esprit ni dans sa volonté.

Cependant ce malade qui tout à l'heure excitait à un si haut point vos sentiments d'intérêt et de commisération, a perdu graduellement cette activité qui vous avait si vivement émus. Un mois à peine s'est écoulé depuis votre dernière visite à l'asile, et tandis que vous reconnaissez tous les malades que nous vous avons présentés dans nos précédents articles, tandis que vous les voyez en proie aux mêmes infirmités et aux mêmes erreurs, vous cherchez en vain M. Justin. C'est lui, cependant, qui vient de vous saluer et que son maintien et la justesse de ses raisonnements vous ont fait prendre pour un employé de la maison. Lui seul, parmi tous ses compagnons d'infortune, n'obsède pas le médecin de réclamations, de demandes de sortie; il se trouble, il hésite, au contraire, à l'annonce qu'on lui fait que sa famille est arrivée et que bientôt enfin il pourra embrasser ses enfants et rendre à leur mère le bonheur qu'une maladie aussi affreuse avait chassé loin d'elle. Ne vous méprenez pas, cependant, sur le troublé et l'hésitation que vous venez d'observer; M. Justin ne croit pas encore à sa guérison, il a besoin de vivre quelque temps au milieu de nouvelles circonstances pour se convaincre qu'il est à jamais débarrassé de son délire.

Nos lecteurs nous accuseront, sans doute, d'avoir voulu imiter ces peintres qui donnent des proportions exagérées aux figures d'un tableau destiné à être vu de loin. Puis, peut-être s'enquerront-ils pourquoi quelques mois ont suffi à guérir un désordre si général, tandis que les années s'écoulent par dixaines sans apporter d'amélioration aucune à l'état de malades dont le délire s'est trouvé, chez quelques-uns, assez circonscrit pour faire naître des doutes sur l'opportunité de leur séquestration.

Nos lecteurs auraient tort de nous accuser d'exagération. Le tableau que nous venons d'esquisser, tous les médecins d'aliénés l'accepteront comme fidèle, tous pourront l'appliquer à bon nombre de leurs malades. Il est vrai, néanmoins, que chez tous les aliénés la mobilité n'est pas aussi grande, l'extravagance aussi manifeste, ni les désordres de l'intelligence aussi complets que nous les avons observés chez M. Justin. L'aliénation mentale, de même que toutes les maladies, présente des différences d'intensité dont le médecin seul peut quelquefois se rendre compte et déduire des conséquences, qu'on signale comme possibles à celui qui les étudie. Mais, quand on veut décrire une affection, on doit choisir un type et mettre en évidence les traits caractéristiques qui servent à la distinguer. C'est ce que nous avons tâché de faire.

Quant à la durée de la maladie de M. Justin, c'est un fait d'observation qui ne doit pas surprendre le lecteur; il est en rapport avec tous les faits que l'on peut constater chez l'homme, soit à l'état de santé, soit à l'état de maladie. Les passions violentes et les maladies aigues réagissent fortement sur l'économie tout entière, entraînent des désordres généraux effrayants, mais si leur terminaison doit être favorable il suffira de quelques jours pour que l'homme retrouve ou le calme de ses sentiments ou l'état florissant de sa santé. Au contraire, les conséquences d'une passion faible ou d'une maladie chronique pourront dès le principe rester méconnus, mais laissez-les subsister et vous les verrez engendrer des infirmités morales ou physiques auxquelles, seule, la mort pourra mettre un terme.

Quelque graves et variés que soient les désordres de l'intelligence chez les malades de ce groupe, ils ne sont pas aussi absolus qu'on pourrait le supposer. Au milieu de ce bouleversement de paroles et d'actions, l'esprit conserve parfois sa lucidité, il apprécie le dérangement des facultés intellectuelles, sans que le *moi*, la *personnalit* qui subsiste toujours ait la puissance de les diriger. Chez M. Justin, nous avons souvent observé des pleurs, quelques paroles qui semblaient accuser un sentiment pénible provoqué par la conscience de son état. Ce sentiment était fugace comme tous les autres, quelques minutes suffisaient pour le voir naître et finir (1).

_____

(1) En 1842, nous avons voulu apprécier par nous-même les effets d'une préparation fort connue en Orient, le *haschisch*, que nous savions capable de produire un état artificiel de folie. L'expérience se fit à Bicêtre, chez notre ami, M. le docteur Moreau, médecin adjoint de la 1re division des aliénés, en présence de huit médecins spéciaux, tous amis ou camarades d'étude. Moins réservé que nos quatre compagnons d'expérience, nous prîmes une dose énorme de haschisch, qui au bout de quelques minutes provoqua le plus violent accès de folie. L'esprit parfaitement lucide, nous comprenions l'extravagance de nos actes, dont le désordre nous effraya au point que nous nous jetâmes aux genoux du docteur Cerise, le priant d'avoir pitié de nous, de notre folie, et de faire cesser un état aussi affreux. Les raisonnements de cet excellent ami, ses efforts pour nous convaincre que cet état ne serait que momentané, et pour rappeler à notre mémoire le but que nous nous étions proposé furent couronnés de succès. Libre désormais de toute préoccupation, nous pûmes nous livrer en pleine sécurité à tous les actes désordonnés que provoquait une force fatale dont nous avions conscience. Dominé par un besoin irrésistible de mouvements, tous nos sens vivement excités et impressionnables, notre intelligence fonctionnait avec une énergie dont il serait difficile de se rendre compte. Rapides comme l'éclair, les idées traversaient notre esprit, claires, précises, parfaitement enchaînées, bien que nos amis ne pussent saisir aucun lien entre les paroles décousues qui s'échappaient brusques et saccadées de notre bouche. D'une susceptibilité extrême de caractère, le moindre signe d'étonnement de la part de nos amis, leurs chuchottements, sans nul doute inoffensifs, excitaient notre défiance ou blessaient nos sentiments. Il nous souvient que, tenant à la main une tasse de prix, en vieux Sèvres, nous la lançâmes, pleine de café, sur M. Moreau, qui nous recommandait avec politesse et bienveillance, ce qui nous parut être injurieux, de ménager sa tasse et de ne pas la casser. Trop habitué à vivre avec les fous, M. Moreau se garda bien de nous témoigner son juste mécontentement du résultat provoqué par la malencontreuse observation qu'il nous avait faite.

Dans cette séance, M. le docteur Macario eut un accès de folie dans le genre du nôtre; MM. Baillarger et Moreau eurent des idées fixes et des hallucinations; un troisième expérimentateur fut plongé dans un état de profonde mélancolie avec penchant au suicide. Notre folie persista quinze heures, environ, apparaissant par accès dont nous n'avions plus conscience, bien qu'ils fussent moins longs et moins graves à fur et à mesure de leur succession. Le lendemain de cette expérience, il ne nous restait qu'une courbature générale produite évidemment par la fatigue.

Le second groupe d'incohérents sera représenté dans le monde par une classe de personnes non moins nombreuse que la précédente. Tous nos lecteurs ont observé des hommes incapables d'une attention assez forte pour se circonscrire dans les bornes tracées par le sujet qu'ils traitent. Entraînés d'une idée accessoire à une autre série d'idées, ils finissent quelquefois par oublier le point principal de leur discours, et si, enfin, après mille détours, ils parviennent à l'aborder de nouveau, ce n'est que pour retomber immédiatement dans les mêmes défauts. Chez eux, la conversation est longue et diffuse, fatigante pour l'auditeur, insoutenable lors même que, malgré leurs mille détours ils mènent à bonne fin le discours qu'ils s'étaient proposé.

A un premier degré de folie, les malades correspondant à ce groupe ont souvent conscience du trouble de leur attention. Pour corriger l'irrésistible tendance de leurs idées à la déviation, ils font de vains efforts qu'on ne saurait mieux comparer qu'à ceux d'un vieillard dont la main tremblante n'offre plus à sa volonté qu'un instrument infidèle. Sa main s'écarte mille fois de la ligne à parcourir pour atteindre à l'objet qu'elle veut saisir, et lorsqu'enfin elle croit le tenir, un brusque tremblement vient le renverser, et solliciter de nouvelles tentatives. La lettre suivante de Mme Sylvie nous fournit un exemple de ce genre d'incohérence et des efforts vainement tentés pour la rectifier.

» Est-ce que tu ne reçois plus mes lettres, ma chère maman, qu'il ne m'arrive jamais de réponse à ce que je demande ? est-ce que l'on ajoute à mes offenses celle de me donner un secrétaire et que l'on ne croie pas mes lettres de moi chez mes parents ? je dis mes parents, car colères, mépris ou douceurs, on a à se répondre; la science infuse ne signifie rien. J'ai répondu à la lettre du mois dernier que tu me fisses sortir si tu as besoin de moi; il n'est pas possible que je puisse me persuader que je souffre, quand je ne fais qu'un cri après la faim du matin au soir.

» Ma fête a été fort triste; quoique je chante du soir au matin, de Charenton à mon piano. Les mélodies de Schubert sont ravissantes et vont à mon état de souffrance. Je pense à mes enfants et je crains qu'on ne fasse de Valérie une fille entretenue. Si tu es encore malade, distrais-toi d'une seconde lettre, et dis-moi ce que tu sais qui me soit personnel afin que je ne rêve pas pour tout potage. Je dessine, en ce moment, une rose danaïde pour Mme Daulnoy, plus je travaille moins je finis. J'ai dans ce moment-ci, du train dont j'y fais merveille, une entreprise à faire tomber toutes les collerettes.

Deux nouvelles expériences faites à Bicêtre devant plus de quarante médecins, provoquèrent un état toujours différent de délire, dont les formes ne furent jamais aussi tranchées que lors de la première expérience.

» Adieu, chère maman, je t'embrasse de tout mon cœur. Viens me chercher avant que j'aie des cheveux blancs, ce qui arrivera infailliblement si l'on s'obstine à me laisser ici. J'aurais voulu mon métier à broder, mais je n'ai à t'offrir dans tout ceci au cœur maternel que le temps de la lecture de ce billet pour tout oubli de ce qui chagrine une personne ordinaire. Quant à ton portrait, j'aime autant que tu vives, sauf à nous quereller. Ecris-moi, donc, deux mots, ou viens si tu n'es pas malade. — Ta fille chérie. »

Dans cette lettre, la malade s'écarte à chaque instant de la route qu'on devine qu'elle voulait suivre, mais à chaque instant aussi elle aborde des sujets qui peuvent intéresser sa mère. Aucun lien n'est d'ailleurs appréciable entre certaines des idées contenues dans cette lettre.

Chez quelques aliénés les phrases sont complètes et très-intelligibles, mais elles se succèdent sans lien, de telle sorte qu'après avoir entendu leurs paroles ou lu leurs écrits, la mémoire ne peut rien retenir de cette série de phrases dont l'intelligence la plus perspicace ne saurait démêler le sens, ni le but.

A un degré plus avancé d'incohérence, les malades ne sont plus maîtres de leurs idées qui se succèdent en se déviant de plus en plus, bien que souvent il soit possible de saisir le mécanisme de cette déviation. On pourra s'en convaincre par la lettre suivante de Mme Théonide à un de ses amis :

« Qu'un ami fasse preuve de mémoire après de longues années, son appel est bien jugé, car il désire ou justifier quelques écarts de jeunesse ou expliquer quelles raisons l'ont empêché de cultiver au toit hospitalier ce qu'il y laisse. Mais une femme peut être prise pour une autre ! Le monde, Monsieur, ne vit que de malices et de calomnies, lors même qu'il ne connaît pas le visage de ses princes. Ce malheureux duc d'Orléans s'est fracassé la tête d'une manière déplorable pour son peuple qui l'adorait. C'est si doux de pouvoir compter sur un ami d'enfance comme je puis compter sur Frédéric et sur vous. Mon père vous estimait beaucoup, moins-très-positivement que vous ne le méritez. On ne doit pas juger ces choses au tarif du résultat, ainsi que le prétend Montaigne, je ne sais plus dans lequel de ses séduisants chapitres. Je crois que, s'il vivait encore, il serait non moins sceptique et bien plus acerbe qu'il l'est à la lecture. Que ferons-nous, donc, ici où l'on s'ennuie à périr si nous n'avions pas de livres à notre disposition. Mais il en est de la lecture comme de tout, on finit par s'en lasser. D'ailleurs, la littérature de nos jours me fait l'effet de ces beaux costumes de théâtre : tout y est faux. Or, vous savez, Monsieur, que dans notre famille le mot franchise sert de devise à notre écusson. Non pas que je tienne le moins du monde à nos armes dont l'habitude n'est plus permise qu'aux sots vaniteux. De même qu'on tolère les titres nobiliaires, je trouve qu'on devrait tolérer l'usage des armes blanches, et proscrire ces vêtements d'homme qui n'ont ni la grâce ni la distinction de ces beaux habits des seigneurs du xve siècle. La révolution française a été cruelle dans son nivellement des conditions humaines autant que dans ses assassinats. Que de têtes, bon Dieu, sont tombées sous la hache des patriotes. C'est à dégoûter de cette époque les personnes de bonne compagnie. Mais le temps me presse et je suis forcée à vous tendre une main sur laquelle je vous permets, comme par le passé, de déposer un baiser castillan, si vous n'aimez mieux me la serrer à l'anglaise.

Votre amie, etc. »

Peut-on concevoir rien de plus diffus et de plus extravagant que cette lettre ? eh, bien ! les actes de madame Théonide présentent le même caractère. Réservée dans ses manières autant que dans son style, elle ne trahit son délire que par une mobilité extrême et un babil intarissable. Incapable de se diriger, de supporter la moindre contrainte, elle est constamment en mouvement. Sa toilette bizarre n'est faite qu'à demi, et c'est chose peu rare de lui voir un côté de la tête avec des papillotes, tandis que dans l'autre ses cheveux sont disposés en bandeau, et si quelqu'un lui fait remarquer ce ridicule accoutrement, elle en rit la première, s'empresse d'y mettre ordre, puis s'arrête à mi chemin pour s'occuper d'autre chose.

Ce genre de malades attire souvent l'attention des visiteurs d'asiles d'aliénés, mais on doit bien se garder de rire de leur malheur ou de tourner en ridicule quelques-uns de leurs actes. La circonstance la plus insignifiante suffit quelquefois à provoquer des éclairs de raison et à leur faire vivement sentir leur état de misère. Un député du midi visitant en 1837 la maison de Charenton, s'arrêta un instant auprès d'une jeune personne que sa beauté, la distinction de ses manières autant que son malheur, désignèrent à son attention. D'abord attristé par une dégradation aussi complète, ce député ne put pas retenir les éclats de rire que provoqua la bizarrerie de certaines paroles échappées à la malade. Aussitôt, cette malheureuse fondit en larmes, se tourna vers le député et l'interne qui l'accompagnait et leur dit en s'éloignant : « Vous êtes bien cruels, vous, monsieur, de rire de mes souffrances, vous, monsieur le médecin, de nous montrer en spectacle comme des bêtes curieuses; que Dieu vous conserve à tous deux votre raison.» Plus de huit jours furent nécessaires pour calmer l'état d'excitation qui résulta de cette scène fâcheuse, et dès ce moment l'élève n'obtint plus de témoignages de confiance de la part de cette malade.

Quelquefois l'incohérence des idées se traduit seulement par les paroles ou par les écrits, les actes des aliénés ne présentant aucun désordre. M. Leuret cite l'histoire d'un officier que nous avons long-temps connu à Charenton, et dont tous les actes étaient parfaitement coordonnés; très-propre et très soigné dans sa mise, il faisait les honneurs du salon, se montrant très sévère avec ses compagnons d'infortune sur l'article des bienséances. Mais voulait-il tenir une conversation de quelque durée, il devenait inintelligible, tant ses phrases offraient d'incohérence et d'irrégularité.

Le défaut d'harmonie entre les idées émises par les malades et les actes auxquels ils se livrent, est encore un fait intéressant à signaler. Il n'est pas rare de voir des fous pleurer et danser dans le même moment, ou de les entendre à la fois rire et se plaindre des prétendus tourments qu'on leur fait endurer. M. Leuret, à la Salpétrière, remarqua une femme qui lui parut être en proie au plus violent désespoir ; il l'entendait gémir et se lamenter. Quand il fut près d'elle, il vit ses joues sillonnées de larmes, tandis qu'elle chantait la chanson si gaie *du curé de Pomponne*.

Nous complèterons ce qui a rapport aux incohérents de ces deux groupes par un emprunt fait aux fragments philosophiques de Th. Jouffroy, qui, mieux que nous ne l'avons su faire, établira la situation d'esprit de ces deux classes d'aliénés :

« Quand nos facultés sont abandonnées à elles-mêmes, elles sont la proie des choses qui viennent les solliciter. Ainsi, la mémoire abandonnée à elle-même, est tour-à-tour saisie par tous les souvenirs qu'amène l'association des idées, et fatalement entraînée de l'une à l'autre ; quelques-uns plus vifs l'arrêtent davantage, d'autres ne font que la prendre et la quitter ; mais la cause qui prolonge ou qui abrège leur durée est toujours en eux, jamais en elle. Il en est de même de notre intelligence quand elle n'est pas gouvernée ; les phénomènes intérieurs ou extérieurs qui s'écoulent sous ses yeux, s'emparent successivement de son attention à mesure qu'ils passent, ou s'ils se présentent simultanément, se les partagent, les plus saillants la frappent davantage, et les plus légers moins, sans qu'elle puisse s'en défendre. La sensibilité, à son tour, assiégée par les mille causes qui peuvent l'affecter, reçoit les mille sensations qu'elles lui infligent, souffre, jouit, se passionne, s'irrite, se trouble ou se calme au gré de ces causes, comme la mer au gré des vents. Ainsi, nos capacités naturelles abandonnées à elles-mêmes, vont toujours, mais au gré des choses qui viennent les solliciter ; elles sont le jouet du flux éternel de phénomènes, au milieu desquels nous sommes plongés, et au sein duquel nous roulerions, comme les choses, sans résistance et sans conscience, si le pouvoir personnel, comme un pilote habile, ne venait s'asseoir au gouvernail, et opposer sa volonté réfléchie, à l'aveugle force du courant. »

Le troisième groupe d'incohérents se trouve représenté dans le monde par les personnes dont la mémoire affaiblie rend incorrecte et difficile l'expression de la pensée ; constamment préoccupées de la recherche du mot propre, elles accumulent épithètes sur épithètes avant de trouver la véritable.

Chez les aliénés de ce groupe, l'incohérence des idées révèle une altération profonde de la raison ; à l'affaiblissement de la mémoire, s'ajoute celui de l'intelligence. Leurs idées rares et confuses deviennent de plus en plus bornées, en même temps que leurs affections s'anéantissent. Chez quelques-uns dont l'esprit fut cultivé, des phrases élégantes et harmonieuses peuvent faire supposer un reste d'intelligence. Mais le défaut d'enchaînement de ces phrases, l'immobile physionomie et l'insensibilité des malades qui les émettent, tout concourt à démontrer qu'ils ne les comprennent pas eux-mêmes et que leur mémoire seule les reproduit, sans que les autres facultés en aient conscience. Le frère d'une de nos célébrités littéraires, poète lui-même, parlait souvent en vers à ses infirmiers. Voulait-il leur demander quelque chose, c'était une tirade de vers qu'il débitait, vers sans suite, appartenant souvent à des pièces différentes ; de son ancienne intelligence, il ne restait à ce malheureux que le sentiment de l'harmonie, car ses rimes étaient toujours fidèlement accomplies. Un autre aliéné, voisin de lit de M. Ernest, ne conservait de son vocabulaire que cette phrase : « *Mes dispositions quelconques.* » Tout pour lui, personnes ou choses, se nommait mes dispositions quelconques.

Si ces fous veulent écrire, ce sont des assemblages de lettres de diverses grandeurs, qui se succèdent sans suite ni signification. Quelques-uns ne sont pas même capables de former des lettres qu'ils remplacent par des signes dont ils ne comprennent ni l'étrangeté, ni la valeur.

Véritables machines humaines, bornés à la vie purement organique ; ils n'ont pas même les instincts des animaux inférieurs, pour compenser l'état de dégradation dans lequel ils sont tombés ; et à ceux qui savent que parmi ces hommes déchus au-dessous de la brute, notre plume pourrait citer les noms les plus illustres dans les sciences, les arts, les lettres et la politique, il ne sera plus permis de s'enorgueillir de leur intelligence, que la moindre secousse peut anéantir à tout jamais.

Il est une espèce d'incohérence qu'on pourrait désigner incohérence par abstraction et qui résulte de la succession de mots exprimant pour les aliénés seulement un ensemble d'idées. Ce genre de langage cesse d'être incohérent lorsque les aliénés fournissent, par leurs aveux, les éléments nécessaires pour établir les liens d'association entre les mots employés par eux. Les aliénés de cette catégorie imitent en cela les savants qui, parvenus aux idées premières de leurs sciences, ne progressent que d'abstractions en abstractions, sont inintelligibles ou paraissent marcher au hasard pour les personnes étrangères à leur science ou qui ne sont pas assez avancées pour suivre les traces de leurs pas.

M. Andrey, de Charenton, nous offrira un exemple curieux de cette incohérence apparente. Ce malade a fait lithographier son portrait devant lequel se trouve étalée une carte géographique, où on lit écrit en lettres majuscules, le mot Kempen, qu'il indique de son doigt. Au-dessous du portrait est écrite cette légende :

ANDREY, DIT VOLEUR, MARTYR DE PROBITÉ.

C'est-à-dire qu'incorruptible : là, en comptabilité comme en politique et partout, traverses de 35 ans, brouilles de mariage de 10, captivité de 15, interdiction, expropriation, tout vient de là.

C'est-à-dire qu'incorruptible de là, tout vient de là, l'interdiction, l'expropriation, des voleurs de famille, comme la captivité, la proscription, des voleurs de l'état.

Cette légende incompréhensible, d'abord, devient simplement obscure quand on connaît l'histoire de ce malade, que le secrétaire-général de Charenton, M. Gandois-Hery a faite très en détail, et que nous analyserons en peu de mots.

M. Andrey étant garde magasin dans un petit village d'Allemagne, nommé Kempen, refusa, dit-il, de participer aux déprédations de l'administration militaire et de partager, avec un bénéfice de dix pour cent, des créances illicites qu'il avait le pouvoir de se faire payer. Ces faits possibles, à la rigueur, à une époque où l'administration n'offrait ni les garanties, ni la régularité qu'elle présente de nos jours, paraissent néanmoins peu probables quand on remarque les contradictions nombreuses et les inconséquences dont M. Andrey les entoure. Quoi qu'il en soit, il se prétend victime de son *incorruptibilité*, et il attribue sa séquestration à Charenton, et les malheurs qui l'ont précédée à une ligue qu'aurait formée contre lui l'administration militaire afin de le mettre dans l'impossibilité de dévoiler toutes ses turpitudes. De là sont complices de cette administration, non seulement la police de Paris, les magistrats auxquels il a adressé son portrait, les directeurs et les médecins de Charenton, mais en outre tous ceux qui le contrarient ou qui l'accusent de folie. Sa pensée dominante est donc que, victime de sa probité, son honneur, sa liberté et son existence sont sacrifiés au désir de ménager l'administration militaire.

Pour se disculper, cet intéressant malade n'a su trouver d'autre moyen que de faire lithographier son portrait. Le mot Kempen qui l'accompagne est devenu pour lui un nom symbolique constituant toute sa force et qu'il oppose à ses adversaires ou contradicteurs, comme un talisman propre à les effrayer. Les autres parties de la légende forment ce qu'il nomme son histoire, et pour la réduire à sa plus simple expression, il l'a soumise à des formules dont la concision n'est pas moins bizarre qu'énigmatique.

Ce malheureux, incapable de comprendre que son histoire en quelque sorte hiéroglyphique ne peut être comprise par personne, a eu recours à des moyens inimaginables pour la propager. Elle est tracée sur presque tout son linge de corps, afin que sa blanchisseuse et les personnes qu'elle occupe puissent en prendre connaissance. Un jour il l'écrivit sur la doublure de son gilet, puis il s'en alla dans le bois de Vincennes, et parvenu à un endroit très fréquenté, il ôta son habit et s'étendit à plat ventre sur le talus d'un fossé, offrant ainsi son dos à la curiosité des passants qu'il supposait intéresser à ses infortunes. Une autre fois, il parvint à faire une bande de vieux morceaux de toile cousus bout-à-bout, n'ayant pas moins de trente mètres de longueur sur un mètre de largeur, et après y avoir écrit les trois mots en lettres proportionnelles «Audrey dit voleur, martyr de probité, » il alla l'étaler le long d'un mur de clôture bornant le côté d'une ruelle très passante.

En résumé, la légende de M. Andrey n'offre qu'une incohérence apparente et nos lecteurs doivent, aussi bien que nous, en comprendre le sens simplement obscur.

Quoique dans un de nos précédents articles nous ayons parlé de la manière d'écrire familière aux aliénés, nous la signalerons de nouveau dans l'écrit suivant, fragment de l'histoire de M. Audrey, dont la bizarrerie ne sera plus une énigme pour nos lecteurs, capables d'apprécier ce genre de fausse incohérence. « Le fait est que je pris à ma sœur et marraine étant enfant (14 ans) et même un peu longtemps des bagatelles (10 écus, 36 francs peut être en plus de 100 fois), mais sans intention de lui faire tort PUISQUE j'avais *prémédité de rendre, rendu, de propre mouvement, sur le premier argent gagné*, plus de 25 ans avant qu'on JUGEAT A PROPOS de me le reprocher. »

Innocence de l'accusé, étendue, profondeur du crime de ses adversaires, tout est là dans PUISQUE-JUGEAT-A-PROPOS.

Enfin, il existe une classe d'aliénés dont l'incohérence des idées, apparente seulement, résulte d'une imperfection systématique du langage. On pourrait la comparer à celle que l'on observe chez les personnes qui expriment leurs idées au moyen d'une langue qu'elles savent imparfaitement, qui en ignorent la valeur grammaticale des mots. Les paysans du midi quand ils écrivent ou qu'ils parlent en français, les hommes illettrés qui savent à peine lire et écrire, nous fournissent un exemple de ce genre d'incohérence. Nous en rapportons un que le hasard a fait tomber en nos mains et qui permettra au lecteur de mieux comprendre l'incohérence des aliénés, à laquelle nous croyons pouvoir le comparer. Il s'agit d'une lettre trouvée dernièrement dans une de nos rues :

Touloze le septembre 1844.

Ma chere Marie

Depuis le depard de ta personne mon esprit et sensible et attendri d'avoir ete oblige te quitter et sans pouvouire à peine la souffrance le bonheur te dire adieu. Mais ces davec beaucoup de peine que je suis parti de sentin car jaurais eu des choses consequentes à te dire car je ne croyais pas pour an toi ce que je comance a douter une mitamorphoze anvers moi. Mais dans une petite Reponse que tu auras la Bonte de me faire quoi de cœur il me fachera je panse que tu fera comme moi parler en amie et non en flatteuse com bien de filles quil i a le temps secoule avec une rapidité de leclaire tout change dans la nature il Nia que moi qui ne change pouint.....

Quelque bizarre que soit, grammaticalement parlant, cet assemblage de mots, chacun de nos lecteurs a compris le but du signafaire de la lettre. Il est plein de sentiments affectueux pour Mlle Marie dont il redoute ce qu'il nomme une *mitamorphose* et ce qu'un autre plus instruit aurait appelé l'oubli ou l'infidélité. Cette possibilité de comprendre les écrits ou les paroles, constitue presqu'exclusivement la différence qui les sépare des écrits ou des paroles des aliénés.

Quelques aliénés changent la valeur grammaticale des mots ; ils en modifient la désinence, ou bien, ce qui est plus fréquent, ils surchargent leurs phrases de pronoms personnels et de verbes qu'ils conjuguent à leur manière ; d'autres altèrent plus sensiblement encore la structure des mots dont quelquefois par exemple ils suppriment les consonnes rudes. Enfin, plusieurs d'entr'eux se créent une langue inconnue qui pourrait faire croire à une certaine puissance intellectuelle, mais qu'un observateur attentif considère comme un affaiblissement de l'intelligence venant s'ajouter à ses désordres.

Nous avons déjà cité un malade de Charenton, M. Henri, qui avait supprimé les articles et les participes de tous ses discours. A côté de lui vivait un ancien officier de marine, démocrate exalté, ennemi de tout ce qui tenait de près ou de loin à la police dont il croyait dérouter la vigilance en changeant la forme de son langage. Toute la journée il écrivait des choses qu'une heure plus tard il ne comprenait plus. Sa conversation parlée présentait la même obscurité que sa conversation écrite. Rarement il consentait à devenir intelligible dans ses réponses ; et lorsque cela arrivait, ce n'était jamais que dans le tête-à-tête. Un jour il nous chargea de remettre une note à un prétendu comité qu'il dirigeait ; et comme nous lui objectâmes que probablement ses amis ne sauraient pas lire sa singulière prose, il consentit à nous l'expliquer. En voici quelques lignes : « *Les aguelles de ripas n'ont besoin soulignez, s'échappez dans le tombeau de la nuit occidentale devant alors cherchez, parol. où lui tourmenterez.* » Je doute que jamais quelqu'un de raisonnable pût trouver dans cette phrase le moindre sens. Néanmoins M. Gustave nous la traduisit, et nous fûmes très étonné de lui voir appliquer à chacun des mots qui se représentaient dans cette note la signification qu'ils avaient reçue au commencement. Ainsi le mot *aguelles* était toujours pour lui synonyme de patriote. Telle est d'ailleurs la traduction de sa phrase : *Les patriotes de Paris devront tous se rendre, ce soir, armés, au cimetière du Père Lachaise, d'où ils se dirigeront vers Charenton où je les attends.*

Il y a actuellement à la Grave une femme dont le langage obscur semble d'abord défier l'intelligence la plus perspicace. Avec un peu d'attention on parvient à comprendre la cause de cette obscurité et à démêler le sens de ses phrases. Elles se composent de mots alternativement patois et français, qu'elle prononce sans observer la moindre ponctuation et avec une volubilité qui s'accroît à mesure qu'elle parle. Cette malade altère souvent les mots qu'elle emploie, soit en y changeant une lettre, soit en y ajoutant une terminaison en *ate* et en *ecsier*. Dernièrement nous lui demandions comment elle se nommait et d'où elle était, elle répondit « je m'appelle Emoyse Julie Abadiate Tournaycsier ; j'ai été baptisade à Auzun confirmade à Tournay. » Il n'y a aucune vérité dans cette réponse, nous la rapportons pour donner un exemple de l'altération du langage de cette aliénée, dont les troubles intellectuels sont d'ailleurs très variés. Selon toutes les probabilités la première partie de sa réponse, la seule qui soit obscure, doit se traduire ainsi : Eloïse, Julie, Abadie, habitante de Tournay.

La fausse incohérence dont nous nous occupons s'observe quelquefois chez des aliénés dont l'intelligence pervertie conserve encore toute son activité, mais il est plus commun de la rencontrer chez des malades qui présentent un affaiblissement considérable de toutes leurs facultés. Telles étaient les deux femmes citées par M. Leuret. Elles se promenaient côte à côte, s'arrêtaient et se retournaient en se faisant des gestes qui auraient pu paraître harmoniques avec un discours suivi ; chacune d'elles prenait à son tour la parole. Or, ces deux femmes ne proféraient pas une phrase, un mot qui eussent la moindre signification.

Les aliénés parlant des langues inconnues sont assez communs, A considérer l'expression de leur physionomie, au moment où ils prononcent leur baragoin, on pourrait supposer que du moins il est intelligible pour eux ; mais toutes les circonstances que l'observation directe permet de constater s'accordent pour refuser à ces malades eux-mêmes l'intelligence de ce qu'ils débitent avec tant d'assurance. Nous empruntons à M. Leuret un échantillon de ce langage corrompu par lequel nous terminerons cet article : *castace fait nat et nespotes miscol tarten conspalen lispo ken faskin flous flikin de kalif.*

ANALOGIES ET DIFFÉRENCES ENTRE LA RAISON ET LA FOLIE.

Nous aurions atteint le but que nous nous sommes proposé en publiant cette série d'articles sur les principaux éléments du délire , si, pour nos lecteurs, un aliéné n'était plus ce qu'il paraît aux gens du monde et même à beaucoup de médecins, un être se livrant sans motifs, sans conscience, sans combinaisons et sans prévoyance, à des actes désordonnés ou bizarres , et que l'anéantissement ou la perversion toujours absolus des facultés de l'entendement et de la volonté privent du pouvoir d'apprécier sainement ses rapports extérieurs, sa position et son état.

Tels ne sont pas toujours, en effet, les aliénés et nous nous proposons aujourd'hui de démontrer par quelques recherches analogiques entre la raison et la folie, que cette dernière ne constitue pas un état aussi exceptionnel qu'on le suppose ; de la raison complète ou philosophique à la folie, il existe une gradation insensible d'états divers de l'intelligence, d'autant plus dignes de fixer l'attention de l'homme qui pense et du moraliste, que la connaissance de ses états psychiques peut les conduire à convertir en pitié indulgente, les sentiments de colère, de haine ou de vengeance qu'excitent en eux certains actes de leurs semblables.

Loin de nous , cependant , la pensée de n'admettre avec certains adeptes de l'école phrénologique que des actes irrésistibles , dont le fatalisme entraînerait l'impunité et auxquels la société n'aurait droit de se soustraire qu'en séquestrant préventivement les hommes capables de les commettre. S'il n'est pas toujours facile de distinguer la folie du vice, le plus souvent, néanmoins , les caractères de degré et de persistance de ces états extrêmes empêchent le médecin de les confondre. Il sera même toujours possible de différencier ces deux états, soit en cherchant à démêler leur point de départ, soit en interrogeant les dissemblances que doivent nécessairement présenter les degrés intermédiaires, par lesquels l'homme aura été conduit au vice ou à la folie.

Les analogies entre l'état de raison et celui de folie sont nombreuses, et le poète a été plus philosophe qu'épigrammatique quand il a dit :

> Le monde est plein de fous, et qui n'en veut point voir,
> Doit, chez lui, vivre seul, et voiler son miroir.

Pour interpréter cette pensée dans ce qu'elle offre de vrai et de sérieux, il importe d'entrer dans quelques considérations qui nous rendront plus facile l'intelligence des analogies que nous allons établir.

Tous nos lecteurs se souviennent que dans les écoles, les facultés de l'ame ont été divisées en *facultés intellectuelles* et *en facultés mo-*

rales ou affectives. Ils savent que c'est à l'aide des premières que *l'homme acquiert la connaissance du monde extérieur, qu'il recherche les vérités scientifiques, qu'il combine certains moyens dans l'ordre le plus propre à atteindre les fins qu'il se propose, et qu'il communique à ses semblables les acquisitions qu'il a faites.* Ils savent, en outre, que la *combinaison de moyens tendant à une fin particulière, présuppose une détermination de notre être qui fait que nous désirons atteindre le but proposé.* C'est au principe de ces déterminations, de ces penchants, de ces passions qui nous portent à exercer les facultés intellectuelles, que l'on a donné le nom de *facultés morales ou affectives*.

Chez l'homme en santé, les facultés morales ou affectives constituent le fond de l'intelligence, son fait primordial ou générateur : les facultés intellectuelles ne sont que des instruments dont nous nous servons pour parvenir au but vers lequel les premières nous poussent. Les facultés morales, d'où dérivent toutes nos passions, sont, donc, dans le monde spirituel, ce qu'est le mouvement dans le monde physique ; il crée, anéantit, conserve, anime tout, et sans lui tout est mort : ce sont elles aussi qui vivifient, excitent l'intelligence, de telle sorte que tous nos efforts intellectuels sont subordonnés à l'énergie et à l'activité de nos penchants.

Mais quoiqu'ainsi isolés par l'analyse psychologique, ces deux systèmes des facultés de l'ame ne le sont pas en réalité : une dépendance étroite, mutuelle et détaillée les unit dans toutes nos opérations mentales.

Chez l'homme aliéné, les troubles des facultés de l'ame devaient se présenter dans les mêmes rapports qui ont été assignés à leurs manifestations normales. C'est, en effet, ce que mettent en évidence les observations de la plupart des aliénistes modernes, qui nient l'existence de délires purement intellectuels et qui s'accordent sur ce point que les désordres débutent toujours par le côté moral ou affectif de l'intelligence. Pour ces aliénistes, dont nous partageons exclusivement les doctrines, le délire des pensées et des paroles n'est que l'expression du délire des sentiments moraux ; ou, en d'autres termes, ils considèrent les troubles de l'intelligence comme étant ceux des passions, ce que l'effet est à la cause, l'expression à la chose exprimée.

De ce fait d'observation découle la nécessité d'un équilibre constant entre les diverses facultés affectives, pour que la raison conserve toute sa force. Que l'une d'elles, en effet, acquière tout-à-coup un développement considérable, elle réagira d'abord avec une énergie variable sur les autres facultés qui présentent avec elle des rapports plus intimes de nature et d'objet ; à ces réactions succèderont des troubles profonds de l'intelligence ; et, enfin, pour dernier terme, la volonté s'associant à la passion, se complaisant dans ses illusions dangereuses, les sanctionnera de toute sa puissance et constituera un véritable accès de folie.

Ainsi se développe et doit nécessairement se développer la folie.

Dans un de nos premiers articles, nous avons vu le nombre des aliénés augmenter en raison directe des causes capables d'exciter les passions de l'homme, telles qu'événements généraux, politiques ou religieux, certaines formes de civilisation, etc... L'observation de chaque jour nous permet de constater que c'est sur les passions ou les sentiments que portent toutes les causes qui donnent lieu à la folie. Les causes, dites morales, sont dans un rapport de fréquence de beaucoup supérieur à celle des autres genres de causes, puisque, d'après M. Parchappe, ce rapport est de soixante-cinq pour cent. En outre, il est incontestable que les causes dites physiques n'agissent tout d'abord qu'en modifiant la sensibilité générale des individus et partant leur constitution morale, et qu'une cause morale est toujours nécessaire pour donner naissance à la folie. C'est ainsi que notre état de folie provoqué par l'usage du haschisch s'annonça par des prodrômes d'une extrême susceptibilité de caractère, qu'une épigramme de M. Baillarger, à notre adresse, exalta jusqu'au délire. Tout le monde sait que dans le délire de l'ivresse les désordres des sentiments précèdent ceux de l'intelligence.

En résumé, à son point de départ la folie consiste dans des troubles variés de la sensibilité générale, dans l'exaltation ou la perversion des instincts et des passions qui entraînent à leur suite le désordre de l'intelligence, le vice de rectitude et de rapidité dans l'association des idées et des sentiments. Or, ce sont là des états divers dont il nous sera facile de signaler la présence chez l'homme raisonnable avec une différence d'intensité et de complications : tandis qu'en effet, chez ce dernier, l'analyse de ces états des facultés de l'âme sera facile; chez l'aliéné elle sera presque impossible, du moins dans les formes les plus tranchées du délire, parce qu'alors les désordres de l'intelligence et de la volonté se croisent et se confondent, donnent naissance à une excitation générale accompagnée de bien-être ou de malaise physique ou moral, laquelle excitation devenant cause à son tour, augmente le trouble des passions et des idées, et concourt à provoquer des actes désordonnés d'une violence souvent extrême ou d'une extravagance manifeste.

Pour constater les analogies entre la raison et la folie, il nous suffira d'invoquer le souvenir des divers états psychologiques dans lesquels chacun de nous s'est lui-même trouvé, ou qu'il lui aura été donné d'observer chez les autres. Dans ces recherches que nous ferons aussi succinctement que possible, nous suivrons le même ordre que nous avons précédemment adopté pour décrire les éléments principaux du délire.

En parlant des hallucinations, nous avons fait suffisamment ressortir les rapports de similitude qui existent entre elles et certains états psychologiques compatibles avec la plénitude de la raison. Nous avons comparé les hallucinations aux rêves, et comme exemple de compatibilité entre elles et la raison, nous avons cité le fait si connu de Pascal. Nous aurions pu ajouter à ce dernier ceux de Pythagore, de Socrate, de Numa, de Mahomet et d'une foule d'autres grands hommes que l'histoire signale comme ayant été hallucinés.

Il est également inutile de revenir sur la ressemblance complète que nous avons établie entre les illusions externes des aliénés et celles des personnes raisonnables. Il nous suffira de noter les caractères d'analogie qu'elles présentent dans tout ce qui est relatif à l'ordre moral. Sans nous étendre sur cette variété de malades, nous avons dit que beaucoup d'aliénés se croyaient entourés d'ennemis et qu'ils interprétaient d'une manière fâcheuse tout ce qui se passait autour d'eux. Or, chaque jour, sans motifs raisonnables, nous tous, nous méprenons réciproquement sur nos sentiments, nos intentions et le caractère de nos actes ; quelquefois d'une manière si passagère, qu'elle ne tire pas à conséquence ; d'autres fois d'une façon plus grave, dont la durée et l'irrésistibilité sont, par le monde même, taxées de folie. L'histoire de J. J. Rousseau se présente à l'esprit de chacun de nos lecteurs, comme type de ce travers. Dans les derniers temps de sa vie, ce malheureux, semblable aux aliénés, victime comme eux des illusions de son esprit, ne semble plus agir que pour transformer en ennemis réels des personnes qui lui étaient dévouées, ou dont l'unique tort n'avait consisté qu'à rire de son imagination malade et presque en délire.

L'observation la moins attentive permet de rattacher aux désordres des facultés morales, les idées fausses des aliénés, soit que ces idées se rapportent à l'un ou à l'autre des deux ordres des facultés de l'ame. En établissant, donc, deux groupes d'aliénés à idées fausses, nous n'avons eu d'autre but, par ce classement, que de rendre la description des formes de leur délire plus facile.

Toutes les passions énergiques et exclusives donnent naissance à des idées fausses. Non seulement, l'homme qu'elles agitent, attribue aux objets qui les causent toutes les dispositions de son cœur, sa bonté, sa douceur, sa malice, son aigreur et toutes ses autres dispositions, mais encore il juge mal de toutes les choses se rapportant à ces objets. Combien d'idées fausses, la vanité et l'orgueil, la haine et la vengeance n'excitent-elles pas en nous? La joie, la tristesse, la colère, la crainte nous font porter des jugements presque toujours erronés, lorsqu'ils sont des suites naturelles de ces passions, qu'ils tendent sans cesse à justifier. Bien plus, d'abord, provoqués par elles, ces faux jugements contribuent à leur donner une énergie nouvelle, et à son tour cet accroissement des passions fortifie les faux jugements. En d'autres termes, les uns et les autres concourent à leur mutuelle conservation, de telle sorte qu'ainsi dominés par une passion, il nous serait impossible de reconnaître jamais nos erreurs, si des émotions nouvelles ne venaient nous soustraire à ce premier degré de folie.

Mais les effets des passions ne consistent pas seulement à donner naissance à des idées fausses, on voit sous leur influence se développer des désordres variés, qui établissent d'une manière plus saisissante leurs rapports d'analogie avec les diverses aliénations mentales. Et , si nos lecteurs ont besoin d'exemples pour constater ces analogies , nous n'aurons d'autre embarras que celui du choix. Les troubles des sentiments et de l'intelligence , provoqués par l'amour ne sont-ils pas aussi nombreux que profonds ? Dominé par un sentiment unique , un seul ordre d'idées que la raison repousse quelquefois en vain , l'homme victime de cette passion n'a plus de volonté , soit que sa raison se complaise dans cet état , soit qu'elle n'ait aucune conscience de l'extension démesurée qu'il a acquise. En proie à une concentration morale , évidente pour les yeux les moins clairvoyants , il est distrait , incohérent même dans ses idées et dans ses actes. A un degré plus avancé , un état de mélancolie se manifeste , qui peut dégénérer en folie ou le porter au suicide. Le plus souvent , il n'en est pas heureusement ainsi , l'empire de la raison renaît sous l'influence d'autres sentiments , d'autres passions, d'idées nouvelles ; en un mot , au moment où la raison allait succomber , où le mot folie allait seul devenir applicable , d'heureuses diversions , des distractions agréables lui rendent sa première énergie et font disparaître toutes les traces de l'atteinte qu'elle vient d'essuyer.

L'homme livré à tous les ravissements des passions gaies et heureuses, nous fournira encore des exemples d'analogie entre la folie et les passions. Non content de jouir du bonheur actuel, il fait des rêves d'avenir, souvent extravagants, que son cœur accepte comme devant prochainement se réaliser. Heureux presque jusqu'au délire, il s'agite sans but apparent, parle sans suite, il lui semble que tout le monde participe à sa joie; la vue du malheur l'importune et souvent même il ne le conçoit plus. Cette excitation générale des sentiments peut aller jusqu'à la folie réelle; alors, de même que le plaisir physique poussé à certaines limites ou trop long-temps prolongé peut se changer en douleur, de même le bonheur d'une joie extrême se convertit en véritable peine.

Comparez ces états divers avec ceux que nous ont offerts les aliénés dont l'ambition ou la puissance ne connaissent aucun obstacle; auxquels tout sourit, et qui n'attendent que votre assentiment pour vous combler de richesses et de faveurs; vous trouverez de nombreuses analogies entre les aliénés et les gens sensés dominés par ces passions, non seulement dans les désordres des idées et des sentiments, mais encore dans les déterminations et les actes.

Les mêmes rapports d'analogie se retrouvent encore, entre les signes de la colère, de la peur et du désespoir, et les signes par lesquels se manifeste le délire des aliénés violents (1), tristes, craintifs

(1) Dans le monde on se figure les aliénés vivant dans un état permanent de fureur. C'est une erreur qu'il convient de rectifier. La fureur, ainsi que l'a dit Esquirol, est la colère de l'homme en délire. Au sein de leurs familles, les aliénés sont fréquemment exposés à des contrariétés qui provoquent chez eux des emportements

et défiants. Ce sont là, des faits psychologiques dont la connaissance importe tout autant aux pères de famille et aux chefs d'institution, qu'aux médecins d'aliénés. Les uns y puisent des enseignements utiles pour l'éducation des enfants, des préceptes pour maintenir l'équilibre des facultés morales, et enfin, la conviction qu'il peut résulter de graves conséquences pour ces enfants de laisser prédominer sur leurs sentiments nobles et généreux, les sentiments égoïstes et inférieurs; les autres y trouvent les seules inspirations capables de diriger leurs soins et de les faire tourner au bénéfice de leurs malades.

La plupart des aliénés sont d'un égoïsme extrême : toutes les passions violentes altèrent nos sentiments à l'égard même de nos parents ou de nos meilleurs amis. Dans les deux cas de folie et de passion, le sentiment de notre personnalité perce dans toute sa révoltante nudité et vient modifier ou abolir nos affections les plus puissantes et les plus naturelles. L'homme amoureux sacrifierait tout à la possession de l'objet qui l'agite. La vue du malheur d'autrui nous importune quand nous sommes heureux et réciproquement le bonheur des autres nous irrite quand nous sommes affligés. La peur, qu'elle nous ôte ou non la liberté d'agir, nous fait perdre le souvenir de nos devoirs les plus chers. Indifférents tout d'abord au danger qui menace les personnes qui se trouvent avec nous, nous ne pensons à elles que lorsque nous sommes en sûreté, et tout cela d'une manière instinctive, presque irrésistible.

L'incohérence et le croisement des idées et des sentiments, l'exubérance des paroles, la mobilité des actes et des déterminations que nous avons vu constituer le délire de certains aliénés, se rencontrent encore chez l'homme que la passion domine. La joie se traduit par un désordre d'idées aussi manifeste que celui des actes, par

---

pleins de violence. Dans les asiles bien tenus, au contraire, toutes les précautions dont on entoure les malades tendant à les soustraire à des causes de contrariétés, la fureur ne s'observe que fort rarement.

La fureur des aliénés est plus énergique et plus dangereuse que la colère des personnes raisonnables. Tout au plus, serait-il permis de la comparer à celle d'un homme qu'un esprit peu cultivé, une éducation vicieuse, ou un commencement d'ivresse rendent incapable de maîtriser sa colère.

Des causes inhérentes à leur folie concourent à rendre plus fréquente et plus grave la fureur des aliénés. Des hallucinations et des illusions les portent à prêter aux personnes de leur entourage ou à leurs actes des intentions malveillantes, en même temps qu'elles peuvent, en excitant leur amour-propre ou le sentiment de leur puissance personnelle, contribuer à accroître la violence et le danger de leurs emportements.

un besoin de mouvements sans but que semble provoquer instinc-
tivement la nécessité d'émousser une sensibilité trop vive et trop
exaltée. L'homme agité par la colère a perdu la faculté de lier ses
idées qui se heurtent et se croisent ; il cherche à épuiser son exubérance furieuse par des promenades , des allées et des venues ,
mouvements encore instinctifs et que la volonté dirige à peine ou
plus du tout. La peur jette la confusion dans notre esprit; elle rend
nos idées incohérentes , nous fait mal combiner nos actes, de telle
sorte que souvent nous faisons le contraire de ce que devrait nous
inspirer à l'approche du danger le sentiment de notre propre conservation. Enfin, le désespoir provoquant la tension de notre esprit vers un seul point ; rendant notre cœur inaccessible à d'autres sentiments que la douleur, nous fait exagérer les couleurs sombres de l'avenir et provoque une série de désordres dans les idées
et même dans les actes qui présentent la plus frappante analogie
avec les désordres de l'intelligence et des déterminations que l'on
constate chez beaucoup d'aliénés.

Nous signalerons encore de manifestes analogies entre les aliénés
incohérents et l'homme en butte en même temps à plusieurs passions contraires ou simplement différentes. Dans cet état dont la
durée peut être variable, l'esprit est sollicité par des sentiments dis-
semblables , quelquefois même par des impulsions qui n'ont d'autres rapports entre elles que la simultanéité de leur production.
Toutes les tentatives que l'on fait pour se soustraire à la série d'idées
qui résultent de ce conflit de sentiments , et pour se circonscrire
dans une seule espèce d'idées , toutes ces tentatives sont vaines et
concourent même souvent à accroître les troubles de l'intelligence.
La seule différence qui existe entre les aliénés et l'homme ainsi im-
pressionné , c'est que celui-ci a conscience très nette de l'irrésistibilité de ses sentiments , d'une fin prochaine de cet état moral ,
et qu'enfin , ses actes conservent toute leur cohérence et ne sont
pas subordonnés au désordre des idées dont son esprit se trouve as-
sailli.

Il est un autre état de l'ame compatible avec la raison la plus
parfaite , qui présente avec la folie une analogie plus frappante encore. Cet état consiste dans une sorte de délire interne , purement
idéologique et résultant de la présence dans notre esprit d'idées plus
ou moins nombreuses , se rapportant à des sujets différents. Dans
cet état , notre pensée erre à l'aventure , passant d'un sujet à l'autre, et cela malgré notre volonté. Nos idées se croisent, se confondent pour se séparer et se heurter de nouveau. Nous voudrions fixer
notre attention plutôt sur un sujet que sur un autre , que cela nous
serait difficile , impossible même , tant les pensées , les sentiments
que nous voulons chasser , se présentent à notre esprit d'une manière irrésistible. Alors, si n'ayant pas conscience de cette incohérence nous voulions penser tout haut, nous serions dans un état complet de folie , moins cependant les symptômes physiques ou extérieurs , moins encore les troubles des déterminations , des actes et
des mouvements.

Enfin, pour terminer la série des analogies entre la raison et la folie, nous comparerons certains états psychologiques compatibles avec la santé à ceux que l'on observe chez les aliénés dont le délire se trouve caractérisé par l'affaiblissement de l'intelligence et par l'absence plus ou moins absolue d'idées, de réflexions et de volonté. Lequel de nos lecteurs a le bonheur de méconnaître les effets d'une espèce d'ennui qui, souvent sans cause bien déterminée, nous prive de l'énergie de notre intelligence, nous plonge dans un état d'hébétude et de prostration qui nous empêchent de penser, rendent difficile toute attention, et émoussent nos affections les plus chères, nos sentiments les plus vrais ? Paresseux au physique autant qu'au moral, nous sommes alors indifférents à toutes choses, incapables de nous mouvoir ou lents à le faire, notre parole participe à cet état général d'engourdissement de toutes nos facultés. Nous voudrions n'avoir rien à dire ; nous maudissons nos malencontreux interlocuteurs, et si, enfin, nous sommes forcés à parler, l'articulation des sons se fait avec lenteur d'une manière moins nette qu'à l'ordinaire. Aucune préoccupation grave ne nous passionne, sans songer à nous délivrer de la vie, nous y tenons à peine ; notre pensée errante ne s'arrête sur aucun objet ; elle semble éprouver de l'indifférence, même du dégoût pour ce qui naguère pouvait la captiver, et ce qui bientôt redeviendra l'objet de sa prédilection habituelle.

Telles sont les similitudes que présentent avec certains états de la raison, les diverses formes de la folie. Les dissemblances qui séparent ces deux états extrêmes dans leurs caractères les plus tranchés, sont trop évidentes pour qu'on puisse nous supposer la prétention d'avoir voulu établir, entre eux, un parallèle complet. Aussi en nous livrant à ces recherches analogiques n'avons-nous eu d'autre but que de démontrer deux vérités importantes.

La 1re, c'est que les limites entre la raison et la folie sont flottantes, et par conséquent d'une appréciation souvent difficile. Il y a dans le monde une foule considérable de personnes qui n'ont ni raison ni folie, mais dont l'esprit participe de ces deux états en penchant tantôt plus vers l'un que vers l'autre. Ce sont ces personnes qui ont droit surtout à notre indulgence, bien qu'en général nous imputions à une perversité de leur caractère des paroles ou des actes qu'il serait plus juste d'attribuer à un commencement de folie.

La seconde, c'est qu'il suffit de grossir les traits, d'aviver les couleurs et d'exagérer les ombres du tableau des passions, pour le convertir en celui de la folie.

Après avoir déduit ces conséquences, il nous reste, pour terminer, à établir, autant qu'il est possible, les limites qui séparent la passion de la folie et à formuler les caractères distinctifs de celle-ci.

Dans la passion, les troubles moraux sont partiels, éphémères ; ils s'étendent à peine à l'intelligence et ont lieu avec conscience de l'individu qui en est atteint. Dans la folie, au contraire, ces troubles sont généraux et complexes, persistants, inaperçus par la conscience des individus chez lesquels ils existent.

Dans la passion, les troubles de la volonté sont justifiés par un motif réel, plus ou moins puissant, pris dans le monde extérieur. Dans la folie, ces troubles sont spontanés, sans motifs actuels et extérieurs ; ils dépendent d'une modification particulière de l'organisme et principalement du cerveau.

Dans la passion, on interprète mal les intentions seules des actes, sans se faire illusion sur l'identité ou l'existence réelle des personnes et des choses. Dans la folie, au contraire, on se trompe en même temps sur les intentions des actes et sur l'identité ou l'existence réelle des objets extérieurs, que l'on voit autres qu'ils ne sont, ou que l'on croit voir lorsqu'ils ne se trouvent pas dans la sphère des sensations (1).

Enfin, dans la passion dont la violence n'est pas déjà de la folie, l'association des idées et des sentiments n'est en général que trop rapide et trop exclusive. Dans la folie, au contraire, il y a incohérence manifeste des idées, quand toutefois le délire ne se borne pas à un caractère aussi tranché, les idées fausses ou les hallucinations.

---

(1) Nous n'avons pas besoin de répéter que la folie n'existe pas si la raison rectifie les illusions, ou qu'elle attribue les hallucinations à une disposition maladive.

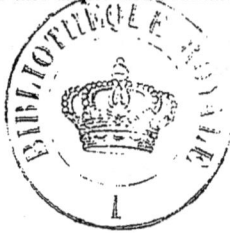

www.ingramcontent.com/pod-product-compliance
Lightning Source LLC
Chambersburg PA
CBHW050601210326
41521CB00008B/1072